I0817927

La inflamación no es la cuestión

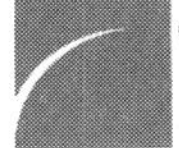

Mireia Velasco

La inflamación no es la cuestión

Estrategias reales
para alcanzar el **bienestar**
y la **salud digestiva**
sin miedos ni mitos

Rocaeditorial

Nota: Este libro se presenta con fines informativos y no constituye ni reemplaza asesoramiento médico, diagnóstico ni tratamiento. Todos los temas aquí expuestos son mucho más complejos y necesitan de la intervención y acompañamiento de un profesional de la salud cualificado en este campo. Cada persona es única, y lo que funciona para unos puede no ser adecuado para otros.

El lector asume la responsabilidad de cualquier uso de la información aquí contenida, quedando la autora exenta de toda responsabilidad por cualquier resultado, efecto secundario o consecuencia derivada de la aplicación de las recomendaciones descritas.

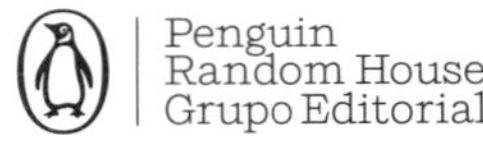

Primera edición: enero de 2026

Diseño de maqueta: Dímeloengráfico

Printed in Spain – Impreso en España

ISBN: 978-84-10274-78-5
Depósito legal: B-19613-2025

Compuesto en Grafime, S. L.

Impreso en Unigraf
Móstoles (Madrid)

RE 74785

Índice

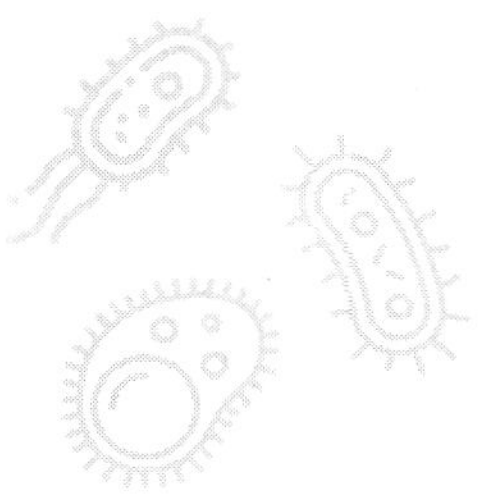

Prólogo

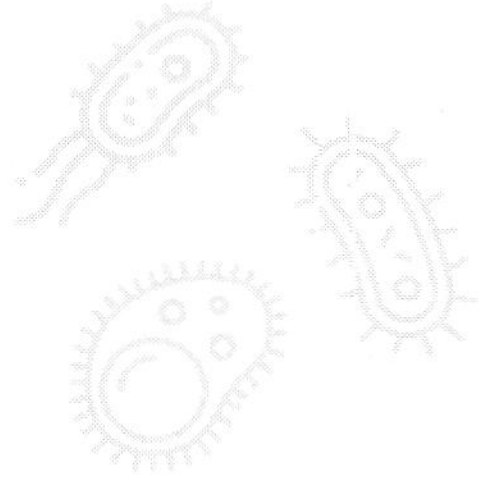

Te levantas a las cinco de la mañana, te sumerges en una bañera llena de hielo mientras entonas mantras tibetanos y rezas a la Pachamama. Acto seguido, bebes un té verde con mantequilla de yak, endulzado con miel recolectada por abejas que solo se alimentan de flor de la pasión. Corres una media maratón antes de que los niños despierten, para después prepararles un desayuno cetomacrobiótico orgánico. Y, cogidos de la mano, os bañáis juntos en los primeros rayos del sol. Eso sí…, después ingieres veintisiete suplementos distintos.

Ya en el coche eléctrico (porque contaminas pero con conciencia), practicas hiperventilación nasal alterna mientras conduces y escuchas un pódcast sobre superación personal.

Al llegar al trabajo no saludas, porque el contacto visual consume dopamina, pero, eso sí, en tu mesa tienes una lámpara de luz infrarroja, un generador de ozono y una pecera con algas adaptógenas islandesas que oxigenan el ambiente.

A media mañana rompes el ayuno con un batido de colágeno hidrolizado de unicornio y dos gotas de aceite esencial de aurora boreal, mientras escribes en tu *bullet journal* minimalista: «Ser más humano».

Al mediodía, no comes, porque el ayuno es poder. En su lugar haces veinte minutos de *power nap* en posición fetal dentro de un saco de gravedad cero. Y cuando despiertas, respondes emails con un teclado que emite ondas Schumann para alinear tu coherencia cardiaca.

Por la tarde te toca gimnasio, pero hoy es entrenamiento ancestral: levantar piedras volcánicas mientras gritas como un espartano... Eso sí, equipado con un reloj que mide hasta lo que piensas y un sensor de glucosa, no vaya a ser que —en un descuido— la vida se te endulce demasiado.

Al volver a casa cenas salmón salvaje de Alaska pescado con lanza y aderezado con aceite de albaricoque del valle de Hunza, bebes agua de glaciar, abrazas un árbol (uno con certificado orgánico) y apagas todas las pantallas... excepto la que usas para publicar en Instagram: «Recuerda, la verdadera salud es la simplicidad».

La tentación de creer que la salud es eso —un guion imposible, un listado infinito de rituales que rozan la caricatura— está más presente de lo que pensamos.

Seguro que tú también te sientes cansado, como yo, de ayunos que más que intermitentes parecen interminables, de «protocolos y listas» que prometen la perfección, de esa obligación de hacerlo todo y, además, hacerlo de forma perfecta.

Pero este libro no habla de esa perfección impostada. Tal y como dice Mireia: «Este libro no pretende darte más normas, sino abrirte preguntas». Habla de algo más verdadero y, quizá, más difícil: de cómo reconciliarnos con nuestro cuerpo, de cómo apagar el fuego interno que no quema pero desgasta y de cómo volver a lo esencial sin perder la sonrisa. Menos culpa. Más criterio. Más conexión.

Y lo hace desmitificando la inflamación. Nos invita a un cambio de paradigma: dejar de verla como la gran villana para comprenderla como lo que realmente es: una aliada, una respuesta inteligente del cuerpo para protegernos. En palabras de Mireia: «Es momento de dejar de demonizar la inflamación y de verla como un sistema inteligente que nos ayuda a sobrevivir».

Detrás de esa inteligencia se encuentra nuestro gran defensor: el sistema inmune. Junto con el cerebro, es el supersistema que gobierna nuestra fisiología. Vigila, defiende y repara: guardián incansable del castillo y artesano que remienda sus grietas.

Nuestro particular superhéroe se entrenó durante millones de años contra villanos ancestrales: heridas, infecciones, parásitos. Pero hoy se enfrenta a un escenario radicalmente distinto, pues le toca lidiar contra nuevos enemigos —comida que nos enferma, estrés que nunca cesa, noches robadas al sueño, tóxicos que flotan en el aire y se esconden en el agua— en un mundo donde las heridas del cuerpo han sido sustituidas, en su mayor parte, por heridas del alma.

A estas dificultades se suma una traición legendaria, digna de una epopeya: hemos perdido a nuestros viejos aliados invisibles, la microbiota que nos acompañaba desde siempre. Las bacterias urbanas, criadas entre humo y asfalto, poco se parecen a aquellas que luchaban en colaboración con nuestro sistema inmune. Sin esos refuerzos, nuestro supersistema se queda solo ante el peligro.

Y, fiel a su instinto, nuestro defensor, abandonado a su suerte frente a estos nuevos peligros, responde con su arma más antigua: la inflamación. La inflamación aguda es necesaria, vital: un fuego que repara y defiende contra los enemigos ancestrales. El verdadero problema, tal y como recuerda Mireia Velasco, «no es que se encienda..., es que no se apague» y termine volviéndose crónica, consecuencia directa de las amenazas de la vida moderna.

Como escribió el poeta y filósofo libanés Jalil Yibrán: «El deseo es medio de vida; apagarlo es apagar el fuego del corazón».

La inflamación comparte esa paradoja: un fuego interno necesario que nos protege, pero que, cuando los deseos modernos lo alimentan sin descanso —pantallas infinitas, ultraprocesados, estrés sin tregua—, se convierte en brasas permanentes. Lo que era medicina termina siendo veneno.

Por eso, detrás de la inflamación moderna no se esconde un único villano, sino una **constelación de factores** que Mireia desgrana en estas páginas con la maestría y la ternura que la caracterizan. Porque solo a la luz del fuego es posible ver nuestras propias sombras. Y este libro, más que un conjunto de reglas, quiere ser tu brújula: la que te ayude a reconducir aquellos aspectos de tu vida que te restan para devolver espacio a todo lo que suma. ¿Y cómo hacerlo?

A partir de ahora, Mireia te acompañará con esta guía imprescindible, como esa **sherpa que te ayuda a alcanzar la meta**. No lo hará desde el dogma, sino desde la experiencia, la sensibilidad clínica y un profundo respeto por el cuerpo. Tal y como ella misma recuerda: «La clave está en simplificar».

Esa esencialidad es la que la convierte en una guía tan especial. Solo alguien como Mireia, situada en la intersección entre **la nutrición y la naturopatía**, puede comprender que la inflamación crónica hunde sus raíces en el intestino, en la microbiota, en lo que comemos, pero también en lo que vivimos. Ella no pretende imponerte más reglas: su fuerza está en mostrarte el mapa completo, brindarte preguntas valiosas y herramientas prácticas para que seas tú quien encuentre su propio camino.

Y lo hará desmontando mitos, revelando causas sistémicas e invitándote a recuperar la relación con tu cuerpo desde la coherencia, no desde la culpa.

Como dijo Heráclito: «Este cosmos, el mismo para todos, no lo hizo ningún dios ni hombre, sino que siempre fue, es y será fuego eterno, que se enciende y se apaga según medida».

Escribir un prólogo es una gran responsabilidad. Supone darte la bienvenida —a ti, que abres esta ventana a una vida mejor—, pero también reconocer el valor de quien decidió mirar más allá: de quien cree que sanar no es ir a la guerra contra el cuerpo, sino redescubrir su voz y reeducar su fuego.

Espero, de corazón, que estas palabras estén a la altura, tanto de ti como de la autora.

Antes de dejarte con la voz en letras de Mireia, déjame recordarte algo: dentro de ti hay millones de células inmunes dispuestas a defenderte contra viento y marea. **Haz que su sacrificio valga la pena. Atrévete a vivir.**

Con todo mi cariño,

ANTONIO VALENZUELA
Un *flâneur* aspirante a polímata

Introducción

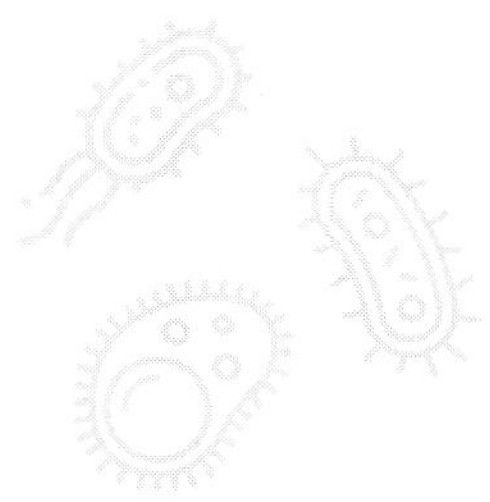

Esto no va (solo) de **inflamación y alimentación.**

Puede que estés esperando encontrar soluciones definitivas. Tal vez has llegado hasta aquí cansado, hinchado, con síntomas que no terminan de explicarte, de un médico a otro, con dudas sobre qué comer, qué evitar, qué hacer. Y es muy probable que hayas pasado ya por muchos intentos: dietas, análisis, protocolos, médicos, terapeutas, suplementos... Incluso quizá has renunciado a muchos alimentos durante años con la esperanza de que algo de todo eso funcione.

Ay, amigo, ¡cuánto te entiendo! Sí, sí, ese camino de locura y tumbos lo he atravesado yo y sé lo que se siente.

No sabría decirte exactamente cuándo empezó, pero hubo una época en la que me sentía completamente saturada. Agotada de tanto «hacer lo correcto», «comer lo correcto», de intentar seguir al pie de la letra lo que se suponía que era el camino ideal hacia la salud. ¿Ideal para quién? Me perdí entre tanta información, tantos protocolos, pruebas, listas, reglas... Y aunque en teoría lo estaba haciendo todo «bien», mi cuerpo no lo sentía así; al contrario, estaba más tensa, más inflamada, más desconectada que nunca.

Y entonces entendí algo importante: no era solo mi cuerpo el que estaba cansado, era mi manera de relacionarme con la salud. La alimentación, que siempre había sido un canal para cuidarme, se había vuelto una fuente más de presión.

Como profesional, también me vi atrapada en esa dinámica. Dejé atrás mi antigua carrera para dedicarme con toda la ilusión a lo que me apasionaba: la nutrición y la salud. Y lo hice con el deseo genuino de ayudar. Pero, con el tiempo, empecé a notar que a veces, sin querer, estaba alimentando en los demás esa misma sed de perfección que tanto me había agotado a mí. Que, en lugar de darles claridad, estábamos llenando de ruido su camino. Dietas estrictas, protocolos interminables, pruebas carísimas... **La salud se había convertido en otro lugar más donde había que rendir y demostrar.**

Hasta que dije basta, y decidí mirarlo todo, y mirarme a mí misma, de otra forma.

Y ahí, justo en ese lugar incómodo donde no sabía muy bien cómo seguir, empecé a hacerme una pregunta diferente:

No era tanto «¿qué más me falta?», sino «¿qué hay en todo esto que me está saturando?», «¿qué necesito yo realmente en este momento de mi vida?». Porque entre tantos suplementos, pruebas, listas interminables de alimentos prohibidos, ejercicios que tenía que hacer, rutinas perfectas para estar bien..., algo empezó a dejar de tener sentido.

¿Y si no se trata solo de lo que comes, sino de cómo te relacionas con todo lo que *crees* que necesitas hacer para estar sano? Tal vez no necesitaba una nueva dieta ni otro protocolo más; tal vez lo que necesitaba era parar, porque solo desde ahí podría realmente escucharme y, lo más importante, cuestionar ciertas creencias y hábitos que tenía automatizados. Detenerme por un momento y empezar a entender qué va conmigo... y qué no.

Porque sí, seamos sinceros, la alimentación importa y mucho. Pero no como una lista interminable de cosas por corregir, sino como una forma de volver a ti y de disfrutar. Porque no era solo mi cuerpo el que estaba inflamado, era mi mente, mis pensamientos, mi manera de vivir y de entender la salud.

Y así surgió este libro.

No como un manual de instrucciones ni como un protocolo cerrado más, sino como una guía que nace de mi experiencia personal y profesional. Un espacio para ayudarte a que hagas algo que parece simple, pero que no lo es tanto, y es volver a ti mismo.

Este libro trata de inflamación, sí, pero no solo desde el punto de vista físico. **También desde el emocional, el mental y hasta el espiritual.** Porque **todo está conectado**, aunque nos sigamos empeñando en separarlo. La alimentación influye, por supuesto, pero también lo hace cómo comes, desde dónde lo haces, si lo haces con miedo, con culpa, con prisa... o con presencia.

Y si estás pensando que este libro va a ser otro más sobre la alimentación y sus propiedades desde un punto de vista únicamente científico, me temo que no es tu libro. Claro que hay ciencia detrás, mucha, pero no es lo que lo mueve. Lo que quiero con este libro es ayudarte a tomar conciencia de que existe algo más importante que todo eso: tú.

No es exactamente un libro de autoayuda (aunque quizá sí lo sea, ¡vete a saber!), pero prefiero no etiquetarlo. En él te voy a explicar teoría, sí, pero siempre con un «depende» de por medio. Te voy a invitar a probar, a replantearte cosas, a abrir nuevas posibilidades... y a soltar hábitos que, aunque ya estén obsoletos, seguimos llevando tatuados en la sangre.

Si no me conoces o no has leído mi libro anterior, *Acaba con el SIBO*, quiero contarte que mi objetivo siempre ha sido el mismo: que entiendas lo que te pasa de una forma clara y sin que te explote la cabeza con términos complicados. En aquel libro profundizamos en las causas del SIBO (sobrecrecimiento bacteriano en el intestino delgado) con la ciencia en la mano, pero de nada sirve conocer toda la teoría si no logras aplicarla en tu día a día. Por eso, este manual pretende completar los conocimientos que ya compartí en aquel primer libro (no necesitas leerlo, pero si te gusta este, te animo a que lo hagas), con la diferencia de que ahora vamos a aludir al componente más humano, con pasos reales y sostenibles.

Este libro no pretende darte más normas, sino abrirte preguntas. No quiero que te lo tomes como una lista de tareas, sino como **una invitación a reconectar contigo y a darte cuenta de que no es necesario complicarlo tanto.**

Que no hay dieta que funcione si vives peleado con tu cuerpo o con el alimento que tienes en el plato. Que no hay análisis que pueda decirte más que lo que tú ya intuyes si paras a escucharte.

Por eso te propongo que este libro sea un espacio diferente.

Que lo leas sin presión.

Que te permitas sentir lo que te resuene y sueltes lo que no.

Que no intentes aplicarlo todo, ni ser perfecto.

Que no lo conviertas en otra forma de exigencia.

Que lo cuestiones todo y te quedes con lo que te sirva a ti, porque yo no tengo la verdad absoluta, aunque ya me gustaría.

Si has llegado hasta aquí buscando respuestas, me alegro y te deseo de corazón que este libro te aporte claridad, alivio y ganas de empezar de otra manera. Pero recuerda que no soy yo quien tiene tu solución; tú eres el único que puedes construirla. Es un camino en el que muchas veces intervienen distintos profesionales, terapeutas, espacios, decisiones... y, sobre todo, tu compromiso contigo mismo.

Así que, si te parece, empezamos.

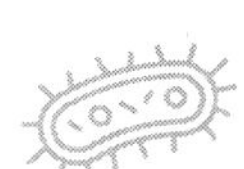
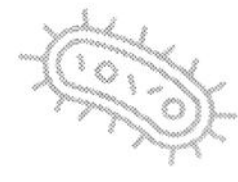
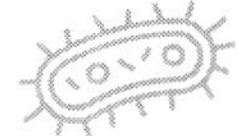

1
LA VERDAD SOBRE LA INFLAMACIÓN

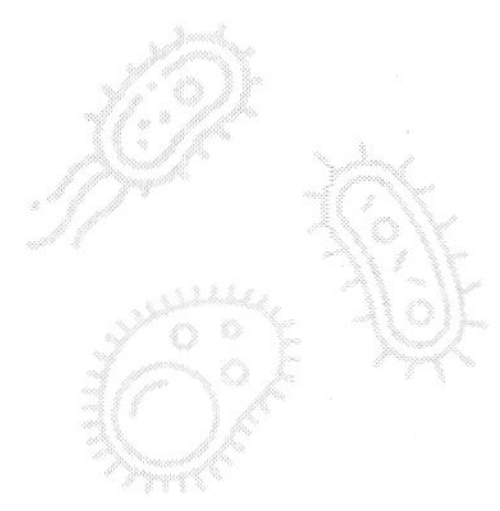

DESMITIFICANDO LA INFLAMACIÓN: ¿ES MALA SIEMPRE?

Es momento de dejar de demonizar la inflamación y de verla como un sistema inteligente que nos ayuda a sobrevivir.

Durante mucho tiempo, y especialmente en la actualidad, con toda la información que nos rodea, la inflamación ha sido vista como «la mala de la película». Esta percepción se debe en gran parte a que la asociamos con enfermedades crónicas y síntomas molestos como el dolor o la hinchazón. Condiciones como la artritis, la enfermedad inflamatoria intestinal, la diabetes tipo 2 o incluso ciertos tipos de cáncer están ligadas a procesos inflamatorios persistentes. En este marco, es fácil pensar que la inflamación es un enemigo que debemos eliminar.

A eso se suma que las redes y los medios han reforzado esta idea, vendiéndonos programas de seis semanas para desinflamarte, dietas «antiinflamatorias», suplementos mágicos o protocolos ultrarrápidos, como si la inflamación fuera simplemente algo que hay que apagar cuanto antes. Pero no es tan simple.

La realidad es mucho más compleja y fascinante. La inflamación no es un enemigo en sí misma; de hecho, **se trata de una**

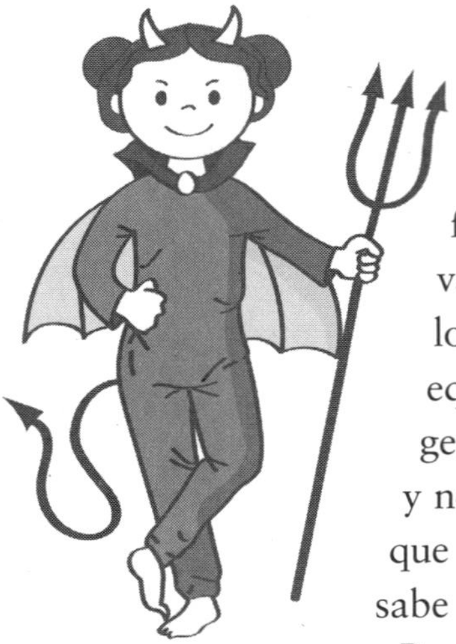

respuesta natural y esencial de nuestro cuerpo que busca protegernos de infecciones, toxinas, etc. Es como un sistema de defensa que se activa cuando algo no va bien, para protegernos, reparar lo que está dañado y restaurar el equilibrio. De hecho, todos los días generamos respuestas inflamatorias y nos inflamamos. El problema no es que exista, el problema es cuando no sabe apagarse.

Por lo tanto, para entender mejor qué es la inflamación, imaginemos un sistema de defensa que trabaja incansablemente para mantenernos vivos y saludables. Esa es la inflamación. Pero, como en toda gran historia, amigo mío, hay matices que debemos explorar, matizar e individualizar.

CÓMO FUNCIONA LA INFLAMACIÓN EN EL CUERPO

Para que lo tengas más claro, vamos a ver dos ejemplos sencillos: imagina que tu cuerpo tiene un equipo de superhéroes que siempre está listo para protegerte. Esos superhéroes son parte de tu sistema inmunológico, y la inflamación es su señal de emergencia.

Cuando te haces un rasguño, te golpeas o incluso cuando un virus intenta entrar en tu cuerpo, esta señal de emergencia llama a los superhéroes para que acudan a arreglar el problema.

Por ejemplo, si te caes y te raspas la rodilla, puede ponerse roja, caliente o hinchada debido a que los superhéroes de tu cuerpo están trabajando duro para curarte y protegerte de los gérmenes. ¡Eso es bueno! Sin inflamación, las heridas no sanarían y enfermarías más fácilmente.

Otro ejemplo que me gusta contar: imagina que tu cuerpo es como un coche. Cuando algo no va bien, se enciende un piloto en el salpicadero, que puede ser el del aceite, el del motor o el de la presión de las ruedas. Esos pilotos no están ahí para fastidiarte el día, ¡te están avisando de que algo necesita atención!

¿Qué haces normalmente? Lo llevas al taller, lo revisan, arreglan lo que falla y el piloto se apaga. Todo en orden.

Peeero... ¿qué pasa si sales del taller y el piloto sigue encendido? O peor aún, ¿y si se apaga y a los dos días vuelve a encenderse? Aquí hay dos opciones:

1. El mecánico no hizo bien su trabajo (todos tenemos un taller de confianza... y uno al que no volvemos).

2. Se arregló el síntoma, pero no se solucionó la causa real. Quizá el sensor está bien, pero el motor sigue fallando por dentro.

Pasa igual con la inflamación. La inflamación es el piloto de aviso de tu cuerpo. Podemos tomar algo para «apagar el piloto» (antiinflamatorios, por ejemplo), pero si no arreglamos lo que lo enciende, volverá una y otra vez. Así que la clave no es solo apagar la luz...; es levantar el capó, revisar a fondo y arreglar el origen del problema.

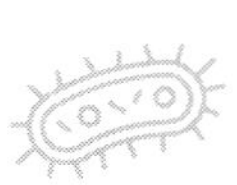 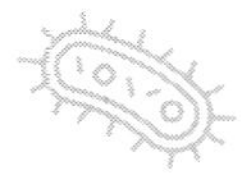 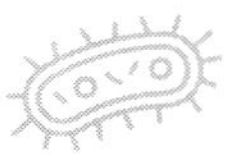

La inflamación no hay que eliminarla, sino aprender a gestionarla. Necesitamos entender cómo funciona nuestro cuerpo, comprender lo que nos ocurre y tener en cuenta que hay muchos factores que influyen.

¿CÓMO FUNCIONA LA INFLAMACIÓN REALMENTE?

Antes de hablar de inflamación, necesito llevarte un paso atrás y explicarte cómo funciona **tu sistema inmunológico, porque es él quien dirige toda esta orquesta.** Es como el guardián del cuerpo: detecta amenazas, responde, protege y trata de mantener todo bajo control.

Imagina que tu cuerpo tiene primeras líneas de defensa, como un escudo: la piel, la saliva, las lágrimas, las mucosas... Si algo logra atravesar estas barreras, el sistema inmune activa a sus soldados más rápidos: las células inmunitarias innatas, como los monocitos y macrófagos. Estos atacan todo lo que no reconozcan como propio, sin hacer muchas preguntas, por eso se llama respuesta «inespecífica».

Pero si el cuerpo recuerda al invasor (por ejemplo, un virus que has tenido antes), entra en acción una tropa más especializada: el sistema inmunológico adaptativo, con los linfocitos B y T, que ya conocen al enemigo y lo atacan de forma específica. Aquí se genera la famosa «memoria inmunológica», la que te protege de repetir ciertas infecciones. Todo esto está pensado para que actúe con precisión, ni de más ni de menos. Porque si este sistema se descontrola, puede empezar a dañar lo que no debe (como pasa en las enfermedades autoinmunes). También puede confundir a nuestros aliados, como los microbios buenos que viven en nuestro intestino. De modo que, ahora sí, con esta base clara, podemos entender mejor qué es la inflamación, por qué aparece y qué sentido tiene en nuestro cuerpo.

Una vez entendido cómo trabaja tu sistema inmunológico, está mucho más claro qué es la inflamación y por qué no siempre es el enemigo. Como te decía al inicio del capítulo, el problema no es que se encienda..., es que no se apague. Cuando la inflamación ocurre en el momento adecuado y en la intensidad justa, se trata de una aliada, ya que te protege, repara tejidos y ayuda a curarte. Pero cuando se mantiene activa sin motivo claro (como el piloto que comentaba antes que no se apaga nunca), deja de ser útil y empieza a causar problemas.

¿Y qué hace que ese fuego interno no se apague?

Hay muchos factores que alimentan ese «modo de defensa continua» y lo mantienen encendido, y aunque los veremos en más detalle en los próximos capítulos, te los nombro aquí:

- Estrés crónico.
- Sueño insuficiente o de mala calidad.
- Alimentación rica en procesados, azúcar o alcohol...
- Sedentarismo o falta de movimiento natural.
- Exposición constante a tóxicos, sobrecarga mental o emocional...

Todo esto hace que tu sistema inmune viva en alerta constante, como si estuviera luchando contra algo las 24 horas... aunque no haya una amenaza real. Y aquí es donde cobra todo el sentido aprender a identificar la inflamación, regularla y entenderla. Porque no se trata solo de «bajarla» como si fuera un botón, sino de cuidar tu entorno interno para que el cuerpo pueda volver a un estado de equilibrio real y duradero.

TIPOS DE INFLAMACIÓN: AGUDA VS. CRÓNICA

Existen dos tipos principales de inflamación:

- **Inflamación aguda.** Es la inflamación «buena». Se trata de la respuesta inmediata y de corta duración que ocurre cuando nos hacemos un corte o sufrimos una infección. Los síntomas comunes incluyen enrojecimiento, calor, hinchazón y dolor. Aunque estos signos pueden ser dolorosos, indican que el cuerpo está haciendo su trabajo correctamente, es decir, que está reparando y protegiendo.
- **Inflamación crónica.** A diferencia de la inflamación aguda, esta se prolonga en el tiempo y se dice que es silenciosa porque no nos damos ni cuenta de lo que está ocurriendo. Se produce cuando el sistema inmunológico está constantemente activado, incluso en ausencia de una amenaza real. Esta inflamación puede dañar tejidos y contribuir al desarrollo de enfermedades como la diabetes, la artritis, problemas cardiovasculares o el cáncer.

INFLAMACIÓN AGUDA «El bueno de la peli»	INFLAMACIÓN CRÓNICA «El malo silencioso»
Es como un superhéroe que llega cuando lo necesitas. Aparece rápido, actúa con fuerza y se va cuando el problema está resuelto.	Es como un villano que se cuela en casa y no se quiere ir. No causa lío de golpe, pero va saboteando poco a poco todo el entorno.
Activa la alarma solo cuando hay una amenaza real: un corte, un golpe, una infección.	Se activa incluso sin que haya peligro real: por estrés, comida ultraprocesada, falta de sueño...
Responde de forma intensa pero puntual. Repara, protege y se apaga.	Está siempre encendida, aunque nadie la haya llamado. Poco a poco va desgastando al cuerpo.
El cuerpo lanza «antiinflamatorios» naturales para calmar todo.	El cuerpo nunca apaga del todo la alarma, se queda en modo vigilancia continua.
Te protege, te repara y se va. ¡Gracias por tu servicio!	Desgasta, agota y daña si no se controla. Una mala compañía...

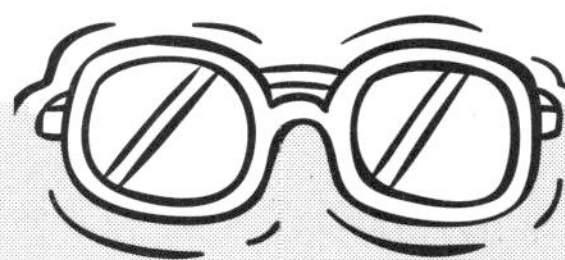

CURIOSIDADES QUE QUIZÁ NO SABÍAS SOBRE LA INFLAMACIÓN

- El 70-80 por ciento del sistema inmunológico está en el intestino, y si esa zona está alterada, tu sistema defensivo entero puede activarse constantemente sin que lo notes.

→ Tu estado emocional influye directamente en tu sistema inmune. Sufrir de forma continuada estrés, ansiedad o pensamientos intrusivos puede activar respuestas inflamatorias. No es casualidad que se hable de «somatizar» o de «sentir todo en el estómago».

REALMENTE, ¿TODO LO QUE SENTIMOS ES INFLAMACIÓN CRÓNICA?

No siempre. A veces confundimos síntomas muy comunes con procesos inflamatorios cuando lo que está ocurriendo en nuestro cuerpo es otra cosa totalmente diferente. Por ejemplo:

- Puedes tener dolor de barriga y lo que hay detrás son gases acumulados. No es inflamación, es simplemente presión interna.
- Puedes sentirte con la tripa más hinchada y que la ropa aprieta más, y pensar que estás inflamado cuando en realidad lo que ha ocurrido es que has ganado un poco de peso (algo normal si vienes de una época de más estrés y menos movimiento, por ejemplo).
- Puedes notar fatiga, retención de líquidos o dolor de cabeza, y aunque tales cosas pueden estar relacionadas con la inflamación, también pueden deberse a deshidratación, falta de descanso o estrés.

Una confusión muy común (que seguro que has leído en redes o incluso sentido tú mismo) es usar la palabra *inflamación* cuando lo que realmente ocurre es que hay hinchazón abdominal. Aunque pueden coexistir, no son lo mismo.

HINCHAZÓN

- Es una sensación física de distensión, sobre todo en la zona abdominal.
- Puede ser por exceso de gases, retención de líquidos, estreñimiento o una digestión lenta.
- Es algo temporal y suele mejorar con un cambio de hábitos o identificando alimentos que generan malestar.
- No siempre implica un proceso inmunológico.

INFLAMACIÓN

- Es una respuesta del sistema inmune, que puede afectar a cualquier parte del cuerpo, incluso sin que lo notes.
- Implica una activación biológica profunda, con liberación de citoquinas, glóbulos blancos, enzimas...
- Puede ser aguda o crónica, como ya vimos, y estar relacionada con procesos más complejos, incluso sin síntomas digestivos.
- Puede producirse aunque el vientre esté plano, o aunque no tengas gases. A veces el proceso inflamatorio está más en la circulación sanguínea o en otros órganos, con apenas repercusión

directa en la digestión. Esto explica por qué alguien puede sentirse cansado, tener molestias generales o cambios metabólicos sin notar síntomas digestivos claros.

Por eso es importante que, antes de autodiagnosticarnos, tengamos en cuenta dos cosas clave:

- **No todo síntoma es igual a inflamación.** Estar hinchado tras una comida copiosa, tener más gases por una temporada de estrés o notar la cara más redonda porque hemos dormido mal no significa que estemos «inflamados crónicamente». La inflamación real, la que daña a largo plazo, es silenciosa y progresiva. Y a menudo solo la podemos confirmar con marcadores objetivos: analíticas, historia clínica, evolución de síntomas, etc.
- **El tiempo lo cambia todo, lo que llevas arrastrando importa.** No es lo mismo tener gases dos días tras unas vacaciones que llevar cinco años con digestiones pesadas, reglas dolorosas, piel reactiva, bajadas de energía y dolores articulares. El tiempo que llevas notando síntomas puede decirnos más que el síntoma en sí. El cuerpo puede sostener mucho… hasta que deja de hacerlo, y eso es lo que queremos evitar.

Por lo tanto, no te alarmes ni te líes. Como te decía antes, sentir la barriga hinchada después de comer no significa necesariamente que tengas una inflamación sistémica. Y al revés, podrías estar lidiando con una inflamación crónica en tu cuerpo sin tener síntomas digestivos evidentes. Por eso es tan importante no sacar conclusiones rápidas ni autodiagnosticarse con lo que uno lee en redes. Cada cuerpo es único, y muchas veces necesitamos unir piezas que no son tan obvias. Así que, si tienes dudas o molestias persistentes, o simplemente quieres entender mejor qué está pasando en tu cuerpo, lo ideal es valorarlo con un profesional de la salud especializado que pueda ver el cuadro completo y acompañarte con criterio.

MARCADORES DE INFLAMACIÓN Y SEÑALES INDIRECTAS EN LAS ANALÍTICAS

Estamos muy acostumbrados a salir de la consulta del médico con la frase «Todo está bien». Y tal afirmación suele basarse en que la analítica aparece sin asteriscos (*) o en que la mayoría de los parámetros están «dentro del rango de referencia». Sin embargo, una visión funcional de la salud va un paso más allá, no se trata solo de mirar si un valor está dentro del rango, sino de observar **cómo se comportan los resultados a lo largo del tiempo** (si van tendiendo a la baja o al alza) y, sobre todo, de relacionarlos con los **síntomas que presenta la persona.**

Muchos parámetros en sangre, aunque no diagnostiquen por sí solos ninguna enfermedad, nos ofrecen **pistas valiosas sobre el grado de inflamación** o sobre si hay un desajuste que conviene atender antes de que se convierta en un problema mayor. Aquí tienes algunos de los principales:

- **Proteína C-reactiva ultrasensible (PCR).** Es uno de los más fiables. La PCR ultrasensible permite detectar inflamación de bajo grado (incluso sin infección activa ni enfermedad aguda).

- **Velocidad de sedimentación globular (VSG).** Es un marcador poco específico pero que, si aparece elevado junto con otros, puede reforzar la sospecha de inflamación crónica.
- **Calprotectina (en heces).** Mide la inflamación intestinal. Muy útil para distinguir si hay inflamación real en el tubo digestivo.
- **Leucocitos totales (glóbulos blancos).** Un recuento elevado de leucocitos puede ser un signo de infección aguda, pero una activación inmune sostenida también puede tener que ver con la inflamación crónica
- **Homocisteína.** Aunque está más vinculada a la salud cardiovascular, unos niveles elevados también están relacionados con mayor inflamación, estrés oxidativo y daño endotelial.
- **Ferritina.** Aunque solemos mirarla solo para ver reservas de hierro, la ferritina también se comporta como proteína de fase aguda: si está muy elevada (sin anemia), puede indicar inflamación.
- **Citoquinas IL-6, TNF-α, IL-10, IL-1** (entre otras). Las citoquinas son proteínas mensajeras producidas por el sistema inmunológico (y otros tejidos) para comunicarse entre células. Son clave en la respuesta inmunitaria, inflamatoria y de reparación del organismo. Actúan como una especie de «WhatsApp molecular» entre células para activar o frenar procesos inmunológicos, regular la inflamación, etc.
- **Zonulina.** Es una proteína que regula la permeabilidad intestinal. Altos niveles indican hiperpermeabilidad intestinal (lo que comúnmente se llama «intestino agujereado»).

- **Enzimas hepáticas o transaminasas.** Otro grupo de valores que conviene vigilar son las **enzimas hepáticas o transaminasas** (ALT, AST, GGT, entre otras). El hígado es uno de los órganos más imprescindibles de nuestro organismo: funciona como un gran laboratorio interno que se encarga de **depurar, filtrar y procesar sustancias** antes de que lleguen a tu sangre y, en última instancia, a tu intestino. Cuando las transaminasas aparecen elevadas, puede ser una señal de que el hígado está un poco «saturadete», ya sea por una sobrecarga de toxinas (alimentación rica en procesados, exceso de alcohol, fármacos, estrés mantenido...) o por patologías específicas. El aumento de estas enzimas es habitual en personas con hígado graso no alcohólico, con celiaquía o alergias alimentarias, hepatitis autoinmune o simplemente en situaciones de sobrecarga metabólica por malos hábitos.

PRINCIPALES CAUSAS DE LA INFLAMACIÓN CRÓNICA

Como decía anteriormente, en condiciones normales, esta respuesta inflamatoria es puntual: se activa el piloto, cumple su función (eliminar el agente agresor y reparar los tejidos) y luego se apaga. Hasta aquí, todos contentos.

Sin embargo, cuando el estímulo nocivo persiste en el tiempo, o cuando el sistema inmune se vuelve disfuncional, lo que debería ser un mecanismo protector termina convirtiéndose en una fuente silenciosa de daño. Un sistema inmune disfuncional es aquel que no sabe «apagar el piloto de alerta» y permanece activado cuando la amenaza está controlada o incluso si ya no existe. Esto puede ocurrir por varios factores, como el estrés crónico, el desequilibrio de la microbiota intestinal, la predisposición genética o la exposición prolongada a irritantes. En lugar de protegernos, la inflamación se mantiene activa y puede afectar a tejidos y órganos, a veces sin generar síntomas evidentes, pero provocando un desgaste silencioso en el organismo.

Este tipo de inflamación al principio no suele presentar síntomas evidentes, pero puede mantenerse activa durante meses o años, alterando funciones esenciales del organismo y favoreciendo el desarrollo de enfermedades metabólicas, cardiovasculares, autoinmunes, neurodegenerativas y digestivas, entre otras. Y esto, señores, ya es otra cosa.

A continuación, te dejo las principales causas que pueden contribuir al mantenimiento de la inflamación crónica:

- **Alimentación muy procesada o dañina para tu cuerpo.** Una de las principales fuentes de inflamación crónica es la dieta. La alimentación moderna, rica en ultraprocesados, grasas trans, azúcares refinados, exceso de omega-6 y aditivos, actúa como un estímulo inflamatorio constante.

  Estos alimentos alteran la microbiota intestinal, promueven la disbiosis, aumentan la permeabilidad intestinal (lo que se conoce como «intestino permeable») y favorecen una respuesta inmunitaria exagerada.

  Pero, tranquilo, esto no queda aquí: nos adentraremos con más detalle en el siguiente capítulo.
- **Estrés crónico.** El estrés puntual y controlado forma parte de la vida. El problema aparece cuando el cuerpo vive constantemente en un estado de alarma, como si estuviera

huyendo de un peligro todo el tiempo. Este estrés crónico activa el eje hipotálamo-hipófisis-adrenal y provoca unos niveles elevados de cortisol, lo que impacta directamente en la inmunidad y en la inflamación.

El sistema nervioso simpático, estimulado constantemente, favorece un ambiente inflamatorio, disminuye la capacidad regenerativa del organismo, altera el sueño y contribuye a la aparición de trastornos digestivos y autoinmunes.

- **Disbiosis intestinal.** El intestino es el hogar de millones de microorganismos que cumplen funciones vitales: ayudan a la digestión, producen vitaminas, regulan el sistema inmune, funcionan como barrera intestinal, etc. Cuando hay un desequilibrio (disbiosis), ciertas bacterias inflamatorias predominan sobre las protectoras, creando un ambiente tóxico para la mucosa intestinal.

  Esto puede provocar un aumento en la permeabilidad intestinal, permitiendo el paso de sustancias no deseadas (como fragmentos de alimentos, bacterias o toxinas) al torrente sanguíneo, lo que activa una respuesta inmune constante.
- **Tóxicos ambientales y xenobióticos.** Vivimos expuestos a un gran número de sustancias externas que el cuerpo no reconoce como propias: pesticidas, metales pesados, plásticos (como el bisfenol A), disruptores endocrinos, humo del tabaco, contaminantes del aire, etc. Estos compuestos, conocidos como «xenobióticos», pueden alterar las funciones hormonales, inmunológicas y metabólicas.

  Muchos de ellos se acumulan en tejidos grasos y generan un «goteo constante» de activación inmunológica que sostiene la inflamación de bajo grado.

- **Sedentarismo o exceso de ejercicio.** Tanto la falta de movimiento como el exceso de entrenamiento sin suficiente recuperación pueden actuar como estresores inflamatorios. El sedentarismo favorece la acumulación de grasa visceral, que es metabólicamente activa y proinflamatoria. Por otro lado, el sobreentrenamiento sin una recuperación adecuada puede provocar daño muscular, estrés oxidativo y disfunción hormonal.
- **Obesidad.** El tejido adiposo o graso es considerado actualmente un órgano endocrino, dado que segrega hormonas y proteínas, como las citoquinas inflamatorias, inductoras de respuesta inflamatoria.
- **Diabetes.** El aumento de azúcar en sangre o hiperglucemia diabética, al ocasionar productos de glicación, es un perpetuador de la inflamación. A su vez, la inflamación crónica promueve la diabetes, generando así un círculo vicioso.
- **Falta de sueño y descanso.** El sueño es un proceso reparador esencial. Dormir mal o poco tiene un impacto directo sobre la inflamación, ya que altera la función del sistema inmune, aumenta el cortisol y favorece la resistencia a la insulina. Es muy difícil tener un sistema inmune en equilibrio si no se respeta el descanso.
- **Disfunciones inmunológicas o autoinmunidad.** En algunas personas, el sistema inmune se encuentra desregulado y responde de forma exagerada o incluso ataca a tejidos propios, como ocurre en las enfermedades autoinmunes. En estos casos, la inflamación crónica no es solo consecuencia de factores externos, sino que forma parte del núcleo del trastorno.

¿EN QUÉ PUEDE DERIVAR LA INFLAMACIÓN CRÓNICA?

La inflamación crónica es la base de toda enfermedad y a menudo no da la cara de forma evidente, por lo que sin darnos cuenta puede estar trabajando en silencio durante años y es un factor común detrás de múltiples enfermedades crónicas.

Estos son algunos de los problemas de salud que pueden estar relacionados directa o indirectamente con una inflamación sostenida en el tiempo:

- **Depresión.** Sí, también la salud mental se ve afectada. La inflamación de bajo grado puede alterar neurotransmisores como la serotonina o la dopamina, aumentando el riesgo de trastornos del estado de ánimo.
- **Enfermedades neurodegenerativas.** Condiciones como el alzhéimer o el párkinson tienen una fuerte relación con procesos inflamatorios persistentes en el sistema nervioso central.
- **Enfermedades autoinmunes,** como el lupus, la artritis reumatoide o la enfermedad de Crohn. Aquí el sistema inmune, desregulado, empieza a atacar por error los tejidos del propio cuerpo.
- **Enfermedades inflamatorias.** Entre ellas, muchas que afectan al intestino (como la colitis ulcerosa o el síndrome del intestino irritable), la piel (como la psoriasis) o las articulaciones.
- **Osteoporosis y sarcopenia.** La inflamación mantenida puede alterar el metabolismo óseo y muscular, favoreciendo la pérdida de masa ósea y muscular con mayor rapidez.
- **Diabetes tipo 2 y síndrome metabólico.** El tejido adiposo inflamado altera la señalización de la insulina y puede llevar a una resistencia progresiva, facilitando el desarrollo de diabetes.

- **Cáncer.** La inflamación crónica puede promover cambios celulares, mutaciones y favorecer un entorno biológico propicio para el crecimiento de tumores.
- **Enfermedades cardiovasculares,** como hipertensión, arteriosclerosis o infarto. Se sabe que la inflamación crónica daña el endotelio (el revestimiento de los vasos sanguíneos) y está en el origen de muchos problemas del corazón.

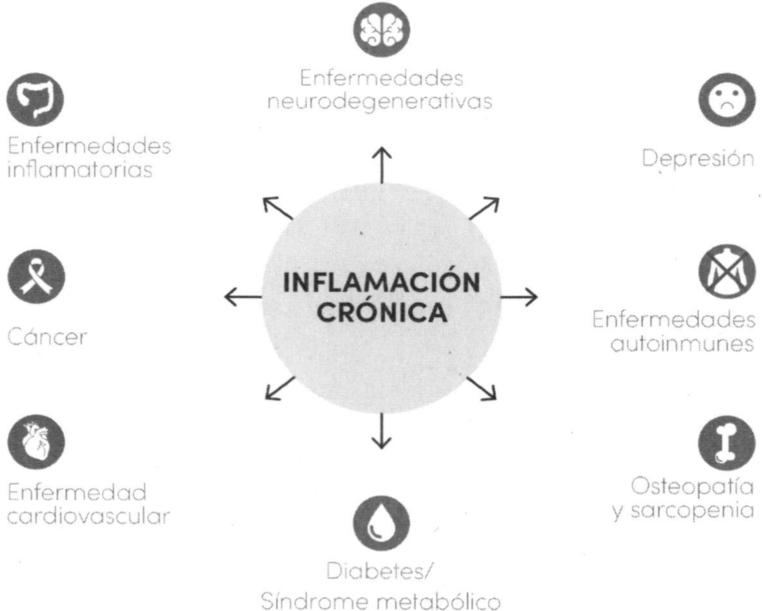

PERMEABILIDAD INTESTINAL: EL GUARDIÁN QUE PIERDE EL CONTROL

Hay un aspecto esencial en la inflamación crónica que a menudo pasa desapercibido, y es la **permeabilidad intestinal aumentada** (*leaky gut*). Piensa en el intestino como una muralla viva que regula lo que entra y lo que no en tu organismo. En condiciones normales, esa muralla es muy selectiva: deja pasar nutrientes, vitaminas y minerales, pero bloquea toxinas, restos de alimentos mal digeridos y microorganismos que podrían dañar tu salud.

El problema surge cuando esta barrera pierde firmeza y se vuelve más «porosa» de lo normal. Entonces, el control de en-

PERMEABILIDAD INTESTINAL AUMENTADA

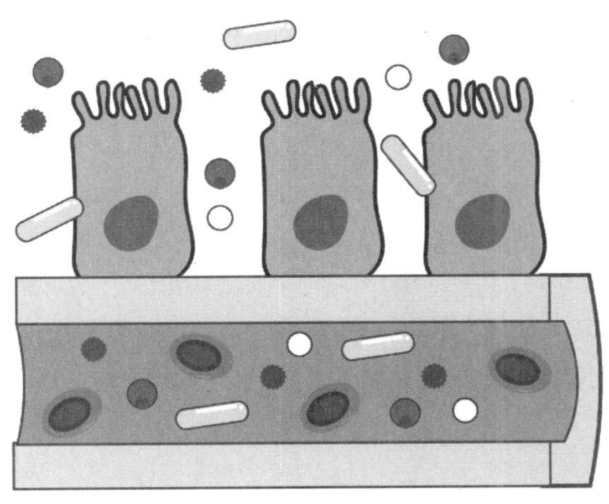

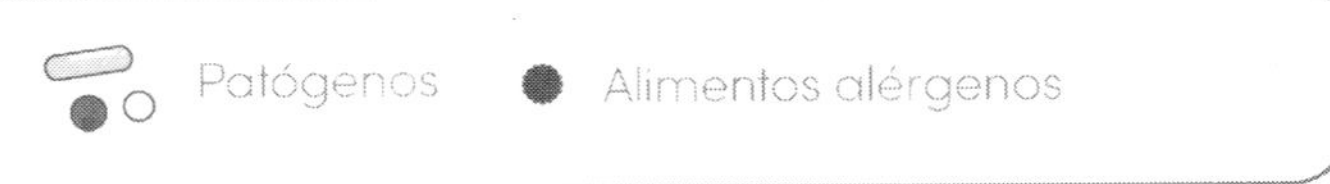

trada se relaja y empiezan a filtrarse a la sangre sustancias que no deberían atravesar la pared intestinal. Enseguida, tu sistema inmune se activa como si hubiera detectado una invasión, generando inflamación de bajo grado que se mantiene en el tiempo.

Por eso, imagínate qué sucede si lo que queremos es **calmar al sistema inmune para mejorar la inflamación**, pero cada vez que se «cuela» algo por esos «agujeritos» que no debería pasar, el sistema se vuelve a activar y a inflamar... ¿Entiendes la importancia de todo esto? Y aquí está el gran problema, en que en estos casos lo único que nos dan es paracetamol o ibuprofeno (que ya sabemos lo dañinos que son si se convierten en una costumbre), pero nadie piensa en **reparar esa barrera intestinal**, y así difícilmente vamos a conseguir un cambio real.

Este fenómeno, conocido como «**intestino hiperpermeable**», no es un simple detalle digestivo: es un **disparador silencioso de inflamación sistémica** que puede contribuir al desarrollo de enfermedades autoinmunes, problemas articulares, alteraciones de la piel, migrañas o incluso desórdenes emocionales.

La buena noticia es que **sí se puede actuar sobre esta barrera:** todo lo que veremos a lo largo de estas páginas contribuye, de una forma u otra, a fortalecerla y repararla. (En mi libro *Acaba con el SIBO* explico en detalle las estrategias y la suplementación que acompañan a este proceso de recuperación).

Y aquí entra en juego un actor protagonista: la **microbiota intestinal**. Porque no basta con sellar la muralla, también hay que cuidar a los habitantes que viven dentro de ella, ya que son ellos quienes mantienen la armonía y evitan que la inflamación vuelva a encenderse.

LA MICROBIOTA Y EL INMENSO UNIVERSO DENTRO DE TI

Imagina que dentro de tu intestino hay una ciudad inmensa y muy animada. Tiene barrios, vecinos, fábricas, torres de vigilancia, centrales eléctricas y hasta mensajeros que llevan información a todas partes de tu cuerpo. Esa ciudad no la ves, pero la sientes: influye en cómo digieres, en tus niveles de energía, en tu ánimo, en cómo te defiendes de enfermedades... e incluso en si hoy te levantas con la mente despejada o como si estuvieras en una neblina.

A esa ciudad la llamamos «microbiota intestinal». Y no, no es lo mismo que la famosa «flora intestinal» de los anuncios de yogures. No es un jardín de bacterias simpáticas que esperan a que les des un lácteo para bailar de alegría (así me la imaginaba yo hace años cuando veía esos anuncios en televisión), es mucho más compleja y, sobre todo, mucho más poderosa.

En la ciudad intestinal hay billones de microorganismos (bacterias, virus, hongos, arqueas...), y no se dividen en «buenos» y «malos» de forma rígida. Algunos son aliados, hasta que se descontrolan y causan problemas. Otros parecen peligrosos, pero en cantidades justas ayudan también a mantener el orden en la ciudad. El truco está en **la convivencia y el equilibrio.**

- Si todo fluye y las especies viven en equilibrio, hablamos de **eubiosis**; la ciudad funciona, está en calma y cada vecino hace su parte.
- Cuando hay disturbios y se produce un derrumbe en el sistema, con demasiados patógenos, pérdida de diversidad o fuga masiva de bacterias buenas, entramos en **disbiosis**. En

la disbiosis, las «fábricas» producen menos nutrientes, las «murallas» se debilitan, el ejército de defensas se confunde y la inflamación empieza a encenderse como una alarma que no se apaga. La disbiosis no siempre es un sobrecrecimiento de bacterias (como en el caso del SIBO). También puede ser:

- **Pérdida de bacterias beneficiosas** como *Bifidobacterium* o *Lactobacillus*.
- **Baja diversidad microbiana**, lo que empobrece las funciones de la ciudad intestinal.
- **Patógenos en exceso**, como cepas problemáticas de *E. coli* o *Clostridium*.
- **Crecimiento descontrolado de otros habitantes** como hongos o arqueas.

¿Qué hace la microbiota por ti?

Te sorprendería saber la lista de trabajos que hacen estos microorganismos día y noche, sin pedirte vacaciones ni cobrarte sueldo. Aquí te cuento algunos de sus superpoderes:

- **Entrenan a tu ejército de defensas.** Cuando nacemos, nuestro sistema defensivo está «verde» y no distingue entre lo que es parte de nuestro propio cuerpo y lo que es peligroso. Tu microbiota actúa como una especie de coach personal, enseñando a tus defensas a atacar a lo que no debe estar ahí.
- **Ayudan a digerir lo que tú no puedes.** Hay componentes de ciertos alimentos que tus enzimas no son capaces de romper. Llegan enteros al intestino grueso, donde tu

microbiota los fermenta y produce ácidos grasos de cadena corta (acetato, propionato, butirato). Estos compuestos son como el cemento que mantiene las paredes intestinales firmes y la gasolina que alimenta a las células del colon reduciendo la inflamación.

- **Fabrican vitaminas y neurotransmisores.** Producen vitamina K, algunas del grupo B y neurotransmisores como el GABA o la serotonina. Sí, buena parte de tu «hormona de la felicidad» se produce en tu intestino.
- Son una **barrera física y química contra patógenos.** Los «buenos» ocupan el territorio y no dejan hueco a los «malos». Además, algunos fabrican sustancias antimicrobianas que actúan como pequeños misiles contra los invasores.
- **Mantienen fuerte la barrera intestinal.** Una microbiota sana produce una capa de moco que recubre el intestino y evita que se vuelva «poroso» (el famoso *intestino permeable*), cosa que está relacionada con muchísimas enfermedades inflamatorias.
- **Defienden el territorio.** Ocupan espacio físico y recursos, dejando poco margen para que entren microorganismos problemáticos. Y algunas bacterias incluso fabrican antibióticos naturales para frenar a los invasores.

Y ojo, aunque tenemos microbiotas en varias partes del cuerpo (piel, boca, aparato respiratorio...), **la microbiota intestinal es la reina. El 80 por ciento de todos tus microorganismos viven ahí** y su trabajo no solo afecta a la digestión: también influye en tu corazón, en tu cerebro y prácticamente en todos tus sistemas.

Factores que alteran tu microbiota

Tu ciudad intestinal es sensible y cambia rápido. En tan solo 24 horas, algún tipo de variación en la dieta o un episodio de estrés puede modificar quién vive ahí y en qué cantidad.

Algunos de los factores que más la desequilibran son:

- **Alimentación pobre y procesada.** Azúcar, harinas refinadas y grasas de mala calidad fortalecen a la «pandilla problemática» y debilitan a tus defensores.
- **Falta de fibra prebiótica** (verduras, frutas, legumbres), el alimento favorito de las bacterias beneficiosas.
- **Medicamentos como antibióticos, antiácidos o antiinflamatorios**, que arrasan con la diversidad bacteriana.
- **Estrés crónico**, que altera el eje intestino-cerebro y provoca inflamación.
- **Mal sueño y sedentarismo**, que reducen la capacidad de recuperación de la microbiota.

¿Cómo mantener una microbiota intestinal sana?

Si algo quiero que tengas claro desde ya es que todo lo que iremos viendo a lo largo del libro repercute en la salud de tu microbiota.

No se trata únicamente de añadir un suplemento de probióticos y esperar milagros; de hecho, en muchos casos, estos ni siquiera serán necesarios. La clave está en **crear un entorno interno y unos hábitos que favorezcan el equilibrio natural** de esa ciudad interior.

Dicho equilibrio no depende de una única acción, sino de un conjunto de factores que se apoyan entre sí:

- **Alimentar adecuadamente a tus bacterias buenas** con fibra prebiótica, verduras, frutas, legumbres, tubérculos y, si no te sientan mal, alimentos fermentados naturales.
- **Proteger a tu microbiota de agresiones innecesarias**, como el uso continuado e injustificado de medicamentos que alteran su equilibrio.
- **Regular el estrés**, porque el eje intestino-cerebro es una autopista de doble sentido: lo que pasa en tu mente afecta a tu intestino, y viceversa.
- **Descansar lo necesario**, ya que la microbiota también sigue un reloj interno y se reorganiza mientras tú reposas.
- **Mantenerte en movimiento**, porque el ejercicio moderado estimula la diversidad microbiana.

Cuidar tu microbiota es cuidar tu inflamación, tu sistema inmune y hasta tu bienestar emocional. Esta «ciudad interior» necesita combustible de calidad y un entorno que favorezca la armonía entre sus habitantes. Y la verdad es que no existen atajos: ni un probiótico aislado ni una dieta milagrosa sustituyen el día a día de lo que decides poner en tu plato.

En el próximo capítulo, **veremos cómo la alimentación se convierte en la herramienta más poderosa para nutrir tu microbiota**, fortalecer tu barrera intestinal y, en última instancia, reducir la inflamación que condiciona tu salud. Porque lo que eliges comer no solo te alimenta a ti, también alimenta a ese inmenso universo que vive dentro de ti.

2
ALIMENTACIÓN SIN DOGMAS

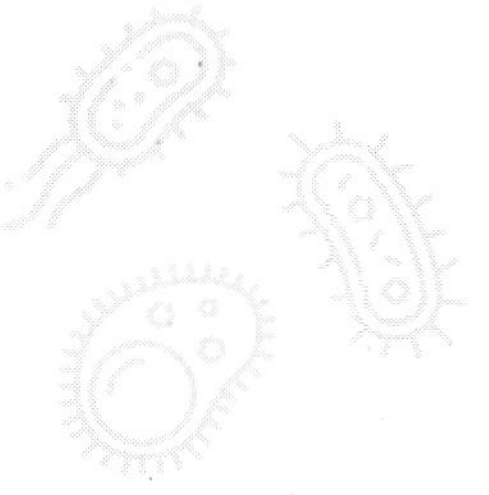

La virtud está en el término medio.
ARISTÓTELES

NI ÁNGELES NI DEMONIOS: UNA MIRADA REAL A LOS ALIMENTOS

Hablar de salud sin hablar de alimentación sería como construir una casa por el tejado. La alimentación es uno de los pilares, pero no el único. La comida es mucho más que energía o calorías: es información para nuestras células, es comunicación con nuestra microbiota, es el combustible que da forma a nuestras hormonas, nuestras emociones y hasta a cómo nos relacionamos con el entorno. Lo que comemos influye en nuestra inflamación, en nuestra inmunidad, en nuestro sistema nervioso y también en cómo respondemos al estrés o al descanso. Tenlo en cuenta, porfa.

Pero no todo se reduce al plato. La salud es una red, un entramado complejo donde también juegan un papel decisivo el sueño, la actividad física, la gestión emocional, las relaciones sociales, el descanso mental... Por eso, en los siguientes capítulos abordaré cada uno de estos pilares, sin caer en la idea reduccionista de que «comer bien y perfecto lo es todo». Porque no lo es. Pero sí es una base poderosa sobre la que se puede construir mucho, aunque también provocar peligrosos derrumbes.

¿QUÉ SIGNIFICA REALMENTE COMER «BIEN»?

Si te pregunto qué es para ti comer «bien» o de manera «saludable» (dos palabras que nos han desanimado mucho en los últimos años), ¿crees que si recopilara todas las respuestas de cada uno de los lectores obtendríamos una misma definición?

Puede que coincidiéramos en ciertas nociones generales, como el famoso «plato Harvard» del cual hablaré más adelante o la recomendación de aumentar el consumo de verduras, pero te aseguro que las variaciones serían enormes. ¿Por qué? Porque cada persona es diferente:

- Rutinas diarias distintas.
- Gustos y preferencias únicas.
- Contextos culturales diversos.
- Cambios en el estado de salud del propio individuo.

Entonces, ¿por qué nos empeñamos en etiquetar ciertos alimentos como buenos o malos de la misma forma para todo el mundo? Obviamente hay unas bases universales; si no, mal iríamos. Pero a partir de ahí la vida ofrece un sinfín de posibilidades.

Aquí es donde entra en juego algo que observo cada vez más: vivimos atrapados entre dos extremos.

Por un lado, el **perfeccionismo alimentario:** la restricción constante, las dietas extremas, la obsesión por «hacerlo todo bien» hasta perder el placer y la conexión con la comida. Este lado vive contando calorías, eliminando grupos enteros de alimentos «por si acaso», saltando de una moda a otra; keto o cetogénica, paleo, détox de zumos, ayunos que no acaban nunca..., siempre con la promesa de un control absoluto que nunca llega.

Por el otro, el **exceso sin consciencia:** una ingesta diaria basada en ultraprocesados, azúcares añadidos, grasas refinadas y productos que se venden como comida pero que el cuerpo apenas reconoce como tal. Aquí hay poco espacio para el equilibrio: desayunos con bollería industrial, almuerzos rápidos de comida rápida, bebidas azucaradas a todas horas y cenas improvisadas con lo primero que pillamos porque el trabajo está absorbiendo la mayor parte de nuestro día (y de nuestra vida).

Lo curioso y preocupante es que ambos extremos tienen algo en común: **promueven o empeoran los procesos inflamatorios. Uno lo hace por exceso de sustancias proinflamatorias; el otro, por déficit de nutrientes esenciales y estrés metabólico.** Y, en medio, muy pocos encuentran un punto de equilibrio real.

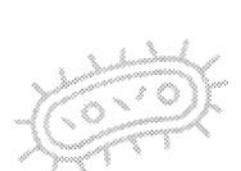 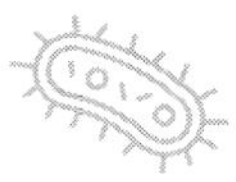 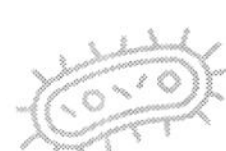

PERO ¿QUÉ PASA EN LA SOCIEDAD DE HOY EN DÍA?

Y así llegamos a la gran paradoja de nuestra época: que **hay carencia en la abundancia.**

Nunca la humanidad tuvo tanta disponibilidad de comida, y, sin embargo, estamos profundamente desnutridos. No porque falte cantidad, sino porque falla la calidad y la variedad.

Uno de los principales problemas de la dieta moderna es su baja densidad nutricional. La mayoría de las personas no consumen suficientes vitaminas, minerales, fibra, antioxidantes o compuestos bioactivos esenciales. ¿La razón? Comen una y otra vez los mismos alimentos, muchas veces ultraprocesados, refinados, pobres en micronutrientes y ricos en ingredientes proinflamatorios como azúcares añadidos, grasas de mala calidad o aditivos.

A esto se suma una tendencia creciente hacia la restricción alimentaria, muchas veces promovida por modas, redes sociales o mensajes generalistas que no tienen en cuenta las particularidades de cada cuerpo. Se eliminan grupos enteros de alimentos (como los cereales, las legumbres o los lácteos) por sistema, sin una causa clínica clara, lo que a medio y largo plazo puede agravar aún más el desequilibrio nutricional.

Así, nos encontramos con personas que comen mucho pero se nutren poco. Personas que llenan el estómago pero no reparan tejidos, que siguen «lo que han oído» pero sin saber si realmente les funciona, y lo más preocupante: que viven en un cuerpo inflamado sin saberlo, porque los síntomas no son visibles de forma inmediata.

El déficit nutricional no significa necesariamente que comas poco, sino que no estás dando a tu cuerpo lo que de verdad necesita para funcionar bien. Cuando faltan vitaminas, minerales, antioxidantes, proteínas de calidad o grasas saludables, tu organismo se queda sin recursos para hacer tareas básicas, como reparar tejidos, mantener un sistema inmune equilibrado o producir energía de forma eficiente.

Es como si quisieras construir una casa con ladrillos rotos o intentar correr una maratón sin haber comido en días. A corto plazo puedes tirar, pero a la larga las piezas comienzan a fallar: el sistema digestivo se inflama, la piel cambia, hay más cansancio, más sensibilidad a infecciones, ansiedad, niebla mental... Y muchas veces el problema no se detecta hasta que el daño ya está avanzado.

Por eso, **nutrir no es llenar el estómago, sino entregar al cuerpo las herramientas para vivir y repararse cada día.**

¿CÓMO CONSTRUYE TU CUERPO CUANDO LE FALTAN NUTRIENTES?

CON NUTRIENTES SUFICIENTES

- Proteínas
- Zinc
- Omega-3
- Vitamina D
- Hierro
- Fibra...

CON DÉFICIT NUTRICIONAL

- Fatiga
- Caída de cabello
- Diarrea/ estreñimiento
- Niebla mental
- Infecciones frecuentes...

LO QUE NOS ENSEÑAN OTRAS CULTURAS Y LO QUE HEMOS PERDIDO

Para entender cómo se han transformado nuestros hábitos, basta con observar lo que todavía hacen otras comunidades. Las pocas tribus no occidentalizadas que mantienen costumbres de nuestros ancestros siguen un patrón alimentario natural y sin etiquetas: consumen alimentos tal como la naturaleza los ofrece. Sin procesos industriales que los alteren, sin añadir vitaminas sintéticas para «fortalecerlos» y sin convertir cada comida en un producto de laboratorio, su alimentación es sencilla, variada y conectada con su entorno.

Algunos ejemplos nos lo dejan muy claro:

- **La tribu de los kitavas**, que habita en Papúa Nueva Guinea, basa su alimentación en tubérculos como la batata, el taro o la yuca, acompañados de pescado fresco y marisco. Su dieta es alta en carbohidratos naturales, pero sin rastro de harinas refinadas o azúcares añadidos.
- **Los hadzas**, en Tanzania, siguen siendo cazadores-recolectores. Su alimentación incluye tubérculos que extraen de la tierra, la carne de la caza, frutas del baobab, frutos del bosque y miel silvestre, que para ellos es un verdadero tesoro energético.
- **Los esquimales o inuits**, que viven en entornos polares, se alimentan principalmente de carne y grasa animal en gran cantidad, ya que su medio apenas ofrece vegetales. A pesar de ello, su organismo se adapta para metabolizar este tipo de dieta y mantener una buena salud.

Imagina ahora que alguno de los inuits empieza a seguir al *influencer* de moda que dice y sentencia que hay que dejar de comer pescado por su cantidad de mercurio o hacer détox de zumos verdes, o que le aconseja sustituir la foca por ternera ecológica. ¿Tiene sentido? Así, a modo general, no mucho…, porque su dieta no responde a una moda, sino a la adaptación a su entorno.

Lo interesante es que no existe una única «dieta perfecta». Algunos comen más hidratos, otros más grasas o más proteínas…, pero todos comparten lo mismo: alimentos sin procesar, frescos y adaptados a su entorno.

Si lo comparamos con nuestra realidad, el contraste es brutal:

ANTES	**AHORA**
Comíamos frutas.	Bebemos zumos con más azúcar que vitaminas.
Los animales vivían en libertad.	Se crían en granjas y jaulas, con piensos y medicación.
La leche y sus derivados eran enteros y naturales.	Son *light*, «0%» o «con doble calcio» y llenos de aditivos.
Los frutos secos eran al natural.	Vienen con sal, miel o saborizantes.
El agua era la bebida principal.	La han sustituido refrescos, bebidas «para deportistas» y batidos saborizados.

En pocas décadas hemos pasado de ser seres funcionales y resilientes a cuerpos inflamados, cansados y dependientes de un sistema que nos ofrece más productos, pero menos salud.

Y aquí entra otro matiz importante: cuando se habla de inflamación crónica o de bajo grado, la conversación suele girar en torno a ciertos grupos de alimentos señalados como «proinflamatorios». Los vemos en titulares, en listas de «alimentos prohibidos» o en dietas de moda: gluten, lácteos, antinutrientes...

Pero antes de caer en prohibiciones absolutas, hay que analizarlo todo con lupa y sin prejuicios. **No se trata de demonizar por sistema, sino de entender qué dice la ciencia, qué pasa en cada cuerpo y por qué el enfoque más sensato y sostenible es la flexibilidad, la individualización y la escucha activa.** Porque no hay un alimento que sea bueno o malo para todo el mundo, pero sí hay patrones que nos acercan a la salud o nos alejan de ella.

ALIMENTOS PROINFLAMATORIOS, LOS «MALOS» DE LA PELÍCULA, ¿O NO TANTO?

He escuchado verdaderas burradas sobre ciertos alimentos. En concreto, el gluten y los lácteos se han ganado en los últimos años el papel de «villanos oficiales» de la salud. Pero, bueno, también podría enumerar disparates sobre la fruta, la carne roja, los cereales o incluso sobre todo aquello que no lleve el certificado de ecológico... ¿Te viene a la cabeza algún alimento más?

Desde que «el gluten es el origen de toda tu inflamación» hasta que «los lácteos causan cáncer y deberían eliminarse del planeta». Y, claro, también está el otro extremo: ese que te repite sin pestañear que «los lácteos son absolutamente necesarios, que si no tomas leche tus huesos se van a desintegrar y la falta de calcio te llevará a la muerte». Ays, normal que cuando vamos a planificar nuestro menú en casa prefiramos alimentarnos del aire... Ni tanto ni tan calvo.

El problema de estos mensajes es que **simplifican una realidad compleja, tu realidad.** Y algo que abarca como un campo de fútbol, lo resumen en un vaso de agua. Hacen que la gente tome decisiones desde el miedo o la obediencia, no desde el conocimiento ni la escucha del propio cuerpo.

Sinceramente, no me gusta hablar de alimentos «malos» como tales, sino de patrones de alimentación y de cómo estos encajan en cada persona. Lo más importante es encontrar lo que realmente funcione en tu caso y lo que puedas mantener a largo plazo, adaptándolo a tu condición y a tu estilo de vida. Porque no sé tú, pero a veces, cuando leo en Instagram recomendaciones para seguir una «dieta antiinflamatoria», me doy cuenta de que el bolsillo no siempre llega para comprar todo lo que proponen. La moderación es fundamental para llegar a fin de mes.

Voy uno a uno intentando resumir.

1. Alimentos ultraprocesados

Los productos ultraprocesados contienen múltiples ingredientes que potencian la inflamación: azúcares, harinas refinadas, grasas poco saludables, aditivos, colorantes, saborizantes artificiales y un largo etcétera. Además de ser pobres en fibra, antioxidantes y nutrientes reales, estos productos suelen estar diseñados para generar hiperpalatabilidad, lo que muchas veces lleva a un consumo excesivo e incontrolable y desequilibra nuestras señales de hambre y saciedad.

Diversos estudios realizados en poblaciones de distintos países han observado una clara asociación entre un mayor consumo de ultraprocesados y un incremento del riesgo de obesidad, enfermedades metabólicas, depresión y problemas cardiovasculares. Estos hallazgos refuerzan la idea de que no se trata solo de «calorías vacías», sino de un patrón de alimentación que deteriora la salud de manera progresiva.

En este contexto, uno de los elementos más problemáticos son los **aditivos** que la industria incorpora para que los ultraprocesados sean más atractivos, duraderos o sabrosos. Piensa que, cuando los alimentos se procesan intensivamente, no solo pierden nutrientes y fibras, sino también su textura, sabor y variación natural; vamos, que el resultado es un producto sin sabor y poco atractivo que a nadie le apetecería comer, por eso la industria añade estas sustancias con el fin de devolverle color, aroma, sabor o consistencia, o, lo que es lo mismo, un poco de «gracia», para que al final te acabe enganchando más. Así es como surgen los **aditivos alimentarios**, que en muchos casos terminan siendo uno de los componentes más controvertidos de la dieta moderna.

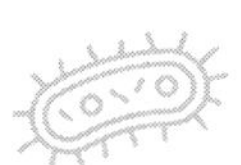 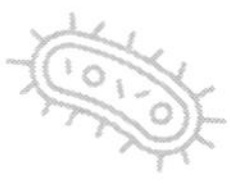 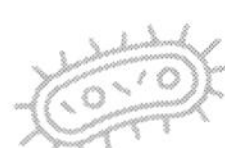

ADITIVOS EN LOS ALIMENTOS ULTRAPROCESADOS

Los aditivos alimentarios muchas veces pasan desapercibidos, porque aparecen en la etiqueta bajo nombres técnicos, con letra minúscula o códigos que pocos identifican. Por eso resulta tan importante conocer los principales y leer las etiquetas, solo así podrás saber qué estás consumiendo realmente.

Entre los aditivos más controvertidos se encuentran:

- **Glutamato monosódico (E-621)**: usado como potenciador de sabor en sopas instantáneas, snacks salados y salsas, puede provocar en personas sensibles el «síndrome del restaurante chino» (porque se usa mucho en ese tipo de productos y restaurantes), con síntomas como presión en las sienes, dolor de cabeza y rigidez. Se ha asociado con migrañas, problemas metabólicos y aumento del apetito.
- **Nitritos y nitratos (E-249 a E-252)**: presentes en embutidos, fiambres y carnes procesadas. Consumirlos de forma elevada se ha relacionado con un mayor riesgo de enfermedades cardiovasculares y ciertos tipos de cáncer.

- **Edulcorantes artificiales (aspartamo E-951, sucralosa E-955, acesulfamo K E-950)**: frecuentes en bebidas *light* y productos bajos en calorías. Diversos estudios los asocian con alteraciones de la microbiota intestinal y resistencia a la insulina. En el caso del aspartamo y el acesulfamo, además, se han vinculado con posibles formas de cáncer, aunque su papel en este tipo de enfermedad aún se investiga.
- **Colorantes artificiales (como la tartrazina E-102 o el rojo allura E-129)**: añadidos a golosinas, bebidas y productos para niños. Se han asociado con reacciones alérgicas y, en algunos casos, con alteraciones del comportamiento.

2. Grasas trans y grasas vegetales refinadas

Las grasas trans (parcialmente hidrogenadas) son uno de los principales enemigos de la salud cardiovascular y del equilibrio inflamatorio. Aunque han sido eliminadas de muchos productos en Europa, aún pueden encontrarse en productos importados o en ciertos snacks, margarinas y bollería industrial.

Por otro lado, algunos aceites vegetales refinados (como el de maíz, girasol o soja) contienen un alto porcentaje de ácidos grasos omega-6, que si no se equilibran con suficientes omega-3 (pescado azul, lino, chía, nueces) pueden favorecer un entorno proinflamatorio en el cuerpo.

3. Azúcares añadidos y refinados

El **azúcar es la sustancia comestible más adictiva que existe.** Y no es exageración, engancha al cerebro casi como una droga. Se obtiene a partir de vegetales como la caña de azúcar o la remolacha, pero lo que llega a tu mesa está muy lejos de ser «natural». Durante el proceso de refinado industrial, que se produce a altas temperaturas, el azúcar pierde todas las sales minerales, vitaminas y fibras que tenía originalmente. Lo que queda es un polvo blanco que endulza, sí..., pero no aporta absolutamente nada desde el punto de vista nutricional.

Según la Organización Mundial de la Salud, la cantidad máxima de azúcar añadido que deberíamos tomar al día no habría de superar los **25 gramos en adultos** (**unas 6 cucharaditas o azucarillos**) y los **15 gramos en niños** (**unas 4 cucharaditas**). Claro, puedes estar pensando: «Uy, ni de coña llego a eso, si no me pongo azúcar en el café ni nada». Pero ojo, porque no se trata solo del azúcar visible, sino de los azúcares añadidos o «escondidos», que aparecen en productos que jamás sospecharías. Y aquí está la trampa: la cantidad mínima recomendada es 0 gramos. Otra cosa es consumirlo de manera ocasional, pero el objetivo no debería ser acercarnos al máximo permitido, sino reducirlo al mínimo posible.

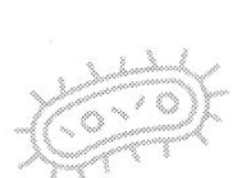
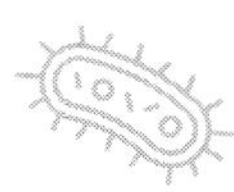
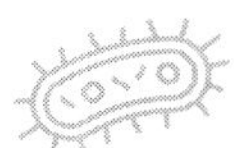

¿DÓNDE SE ESCONDE EL AZÚCAR?

No hace falta comer bollería o echar azúcar al café para estar sobrepasando lo que tu cuerpo puede manejar sin inflamarse. Algunos ejemplos que sorprenden y sus cantidades aproximadas de azúcar:

2 cucharadas de tomate frito = aprox. 7 g de azúcar, lo que equivale a 2 terrones de azúcar.

Un potito de bebé «saludable» de cereales = hasta 10 g de azúcar, lo que es igual a 2,5 terrones de azúcar.

Botecito de zumo de frutas para bebés (200 ml) = alrededor de 23 g de azúcar, lo que equivale a 5,9 terrones.

Una lata de tónica = unos 18 g de azúcar, lo que equivale a más de 4 cucharaditas.

Media taza de salsa de tomate comercial = entre 8 y 12 g de azúcar.

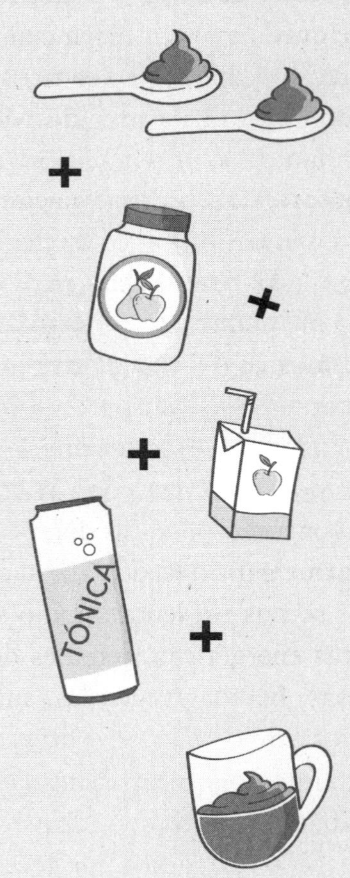

El consumo elevado de azúcar, especialmente en forma de bebidas azucaradas, bollería, galletas o productos procesados, se asocia con un aumento en **los marcadores inflamatorios como la proteína C-reactiva (PCR) o la interleucina-6 (IL-6).** El exceso de glucosa en sangre favorece la producción de unos compuestos llamados «**productos finales de glicación avanzada (AGE)**». Para que te hagas una idea, los AGE son como el «caramelo pegajoso» que se forma cuando el azúcar se junta con las proteínas de tu cuerpo. Imagínate esa capa tostada y dura que queda en una sartén cuando se quema el azúcar: pues algo parecido pasa dentro de tus células. Esa especie de «azúcar pegado» las va deteriorando poco a poco, provocando oxidación e inflamación. Y claro, al no poder pasarles un estropajo como a la sartén, tu cuerpo va acumulando ese daño con el tiempo.

El problema real no es el azúcar en sí, sino el contexto inflamatorio generalizado que arrastra nuestra alimentación moderna.

Podemos dejar de echarle azúcar al café o no comer bollería industrial, pero eso no significa que estemos exentos de su consumo. Hoy en día, el azúcar está «escondido» en una enorme cantidad de productos procesados y ultraprocesados que se nos presentan como supuestamente «saludables»: barritas energéticas, cereales de desayuno, yogures de sabores, salsas, bebidas vegetales, snacks e incluso productos etiquetados como «bío» o «fitness». El problema es que, cuando sumamos pequeñas cantidades de azúcar de muchos sitios, acabamos sobrepasando, sin darnos cuenta, lo que nuestro cuerpo puede gestionar sin que se produzca un estado inflamatorio permanente.

Este consumo habitual y desapercibido es el que altera nuestra microbiota, genera picos de glucosa constantes y, a largo plazo, puede contribuir al desarrollo de enfermedades metabólicas e inflamatorias.

¿BAJO QUÉ NOMBRES SE ESCONDE EL AZÚCAR EN LAS ETIQUETAS?

La industria rara vez pone «azúcar» de forma clara en la lista de ingredientes. Para camuflarlo, utiliza decenas de nombres diferentes. Algunos de los más comunes son:

- Jarabe de glucosa, jarabe de maíz, jarabe de arroz.
- Fructosa, dextrosa, maltosa, galactosa, sacarosa, maltodextrina...
- Néctar de agave, sirope de arce, miel de caña, jugo de caña...
- Concentrado de frutas, jugo concentrado.
- Almidones modificados.

Leer etiquetas no es una manía, es la única forma de saber qué estás comiendo realmente. Y ojo, no se trata de que te vuelvas loco ni de pasarte el día con una lupa o una aplicación en mano clasificando todo como «bueno» o «malo». La clave está en adquirir conocimientos sobre lo que hay ahí fuera, entender lo que esconden muchos productos procesados y recordar que el marketing tiene un único objetivo: venderte más (te lo dice una que en su anterior vida se dedicó al mundo de la publicidad). **Por eso es tan importante conocer, leer y, a partir de ahí, decidir por ti mismo para no ser engañado.**

¿Tengo que evitar los zumos naturales aunque sean «caseros»?

Es una duda muy frecuente. La respuesta corta es: depende del contexto. Aunque el zumo provenga de frutas naturales, al exprimirlo perdemos gran parte de la fibra que acompaña al azúcar en la fruta entera. Esa fibra es clave porque modula la velocidad con la que se absorben los azúcares y evita picos bruscos de glucosa en sangre. Al beber un zumo, estamos consumiendo de golpe el azúcar de dos o tres frutas en forma líquida, sin apenas masticar ni dar tiempo al cuerpo a que regule la saciedad.

Además, hay que tener en cuenta ciertos casos donde no se recomienda abusar de los zumos, incluso aunque sean naturales: personas con resistencia a la insulina o diabetes (porque este tipo de bebidas hace que la glucosa en sangre suba rápidamente), personas con sobrepeso u obesidad (por el exceso de azúcares libres), quienes tienen problemas digestivos como reflujo, síndrome de intestino irritable, o en situaciones de intolerancia a la fructosa, ciertos tipos de SIBO o disbiosis intestinal, donde los azúcares libres presentes en el zumo pueden alimentar en exceso a las bacterias del intestino y empeorar los síntomas.

Como siempre, el foco no debe estar en demonizar alimentos aislados, sino en mirar el conjunto.

Un zumo natural, en el contexto de una alimentación variada y saludable, puede tener cabida. El problema aparece cuando se convierte en una costumbre diaria que desplaza a la fruta entera o se consume como si fuera «saludable por definición».

¿Y qué pasa con la miel? ¿Puedo tomarla?

La miel genera muchas dudas, porque, a diferencia del azúcar blanco o de los edulcorantes ultraprocesados, es un alimento natural que ha acompañado al ser humano desde hace miles de años. Nuestros ancestros ya la consumían en pequeñas cantidades, y en muchas culturas tradicionales ha sido utilizada con fines terapéuticos gracias a sus propiedades antimicrobianas y antioxidantes.

Ahora bien, tal cosa no significa que podamos abusar de ella ni que sea «saludable» en cualquier contexto. La clave, como casi siempre, está en la **calidad**, la **cantidad** y **el entorno en el que la consumes**.

- **Calidad:** no es lo mismo una miel pura, cruda y sin refinar (que conserva enzimas, vitaminas y propiedades) que una miel comercial pasteurizada y mezclada con jarabes de glucosa o fructosa. Cuanto más natural y menos procesada sea, mejor.
- **Cantidad:** aunque sea natural, la miel sigue siendo un azúcar de rápida absorción. Por eso, no deberíamos consumirla como si fuera un alimento base del día a día, sino como algo puntual o con un propósito específico (por ejemplo, en un resfriado, en una receta tradicional, para acompañar ciertos platos o simplemente porque te apetece algo dulce).

- **Contexto:** no es lo mismo tomarte una cucharadita de miel en una infusión o en un desayuno equilibrado con alimentos reales que añadirla a un bol de cereales ultraprocesados, galletas o pan blanco industrial. Tampoco es lo mismo consumir miel si llevas una vida activa o haces ejercicio que si la utilizas como fuente constante de dulzor en altas cantidades en una dieta ya cargada de azúcares ocultos y ultraprocesados.

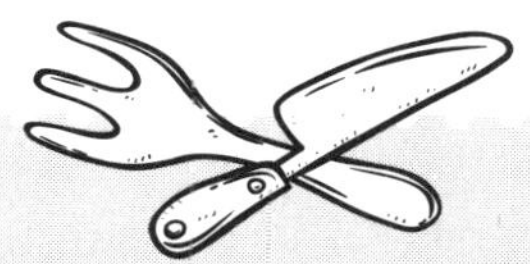

UN EJEMPLO PRÁCTICO

PERSONA A: imagina a una persona que desayuna fruta, huevos revueltos, tostadas integrales con aguacate... y le añade una cucharadita de miel a su té. En este caso, ese azúcar natural llega al cuerpo acompañado de fibra, grasa saludable y proteína. El impacto en la glucosa será mínimo.

PERSONA B: ahora imagina otra que desayuna cereales azucarados con leche desnatada (no hay grasa), zumo de dos naranjas, una barrita fit (procesada) y le añade miel al café. El cuerpo recibe un bombazo de azúcar desde primera hora (sin apenas nutrientes reguladores). Y esto un día no pasa nada, pero si es lo habitual tiene un gran impacto.

¿Qué son los nutrientes reguladores?

Algunos nutrientes de los alimentos ayudan a que el azúcar que ingieres se absorba más despacio y no dispare tanto tu glucosa. En pocas palabras: cuando el azúcar viene acompañado de fibra, grasa o proteína, tu cuerpo recibe un «freno natural» que evita los picos bruscos de glucosa.

- **Fibra:** presente en frutas, verduras, legumbres y cereales integrales; ralentiza la absorción del azúcar.
- **Grasas saludables:** como las de frutos secos, aguacate o aceite de oliva; ayudan a estabilizar la glucosa.
- **Proteínas:** huevos, yogur natural, legumbres, carne o pescado; contribuyen a que la digestión sea más lenta y uniforme.

4. Alcohol

Vivimos en un país donde el alcohol forma parte de la cultura, de nuestras celebraciones, del ocio e incluso de lo cotidiano. España es uno de los mayores productores de vino y cerveza, y es muy común que salir a tomar algo con amigos, relajarse al final del día o incluso celebrar logros vaya acompañado de «una cervecita» o «una copa de vino». De hecho, muchas veces quien no bebe tiene que justificarse más que quien sí lo hace.

Este alto nivel de normalización provoca que sea difícil ver el alcohol como un factor perjudicial para la salud, especialmente cuando incluso algunos profesionales sanitarios lo justifican con frases como «una copa de vino al día es buena porque tiene antioxidantes».

Pero hay una objeción importante aquí: que algo tenga antioxidantes no lo convierte automáticamente en saludable, sobre todo si viene acompañado de etanol, una sustancia que es tóxica para el organismo.

A nivel fisiológico, el alcohol se absorbe con rapidez y llega al cabo de pocos minutos al cerebro, donde altera neurotransmisores, activa circuitos de placer y relaja el sistema nervioso a costa de deteriorar la coordinación, el juicio y la función cognitiva. Al mismo tiempo, el hígado se ve obligado a trabajar intensamente para metabolizarlo, produciendo acetaldehído, una molécula tóxica que induce estrés oxidativo e inflamación celular.

Además, el alcohol es un potente irritante de las mucosas digestivas, altera la microbiota intestinal y aumenta la permeabilidad intestinal, favoreciendo el paso de endotoxinas al torrente sanguíneo y activando el sistema inmune.

Tampoco es inocuo para nuestra comunidad microbiana: debilitamos específicamente la *Akkermansia muciniphila*, una bacteria vinculada con la integridad de la barrera intestinal y el control inflamatorio.

Diversas investigaciones han demostrado que el consumo de alcohol reduce su abundancia tanto en humanos como en modelos animales, lo que contribuye a una mayor permeabilidad intestinal, inflamación crónica y lesión hepática. Por lo tanto, **no importa si es «solo una copa», el proceso inflamatorio se activa cada vez que bebemos, y con la repetición se genera tolerancia, hábito y sobrecarga hepática.**

Más allá de lo físico, está el aspecto social: cuando en casa los niños ven que el alcohol está siempre presente en comidas, celebraciones o reuniones, aprenden de forma implícita que socializar va ligado a beber. Esa normalización temprana refuerza la idea de que el alcohol es «necesario» para disfrutar, cuando en realidad lo que se produce es dependencia cultural y, a veces, también biológica.

Diversos estudios han demostrado que incluso consumos considerados «moderados» elevan marcadores inflamatorios, afectan al sueño, debilitan el sistema inmune y, en el caso de las mujeres, aumentan el riesgo de ciertos cánceres, como el de mama. No se trata de demonizar ni de vivir con miedo, se trata de tener información clara para decidir con conciencia. Una copa puntual en una celebración no te enfermará, pero pensar que el consumo frecuente es inocuo o incluso beneficioso puede ser más dañino de lo que creemos.

La verdadera libertad pasa por conocer qué nos hace bien y qué no, y elegir desde ahí.

5. Otros alimentos que causan polémica y que no son «ni tanto ni tan calvo»

Entre los alimentos proinflamatorios destaco estos dos, habitualmente considerados polémicos, y me adentro un poquito más en ellos (hay otros que también son polémicos, como los cereales, de los que te hablaré en el apartado de alimentos «antiinflamatorios»).

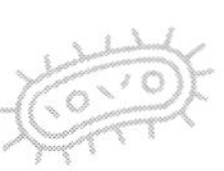
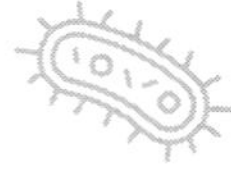
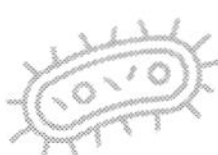

Gluten, entenderlo antes de demonizarlo

El gluten es un conjunto de proteínas (principalmente **gliadinas y gluteninas**) presentes en cereales como el trigo, el centeno, la cebada, la espelta o el kamut. De todos ellos derivan un sinfín de productos que consumimos a diario: panes, pastas, galletas, bollería... En personas con enfermedad celiaca, el gluten genera una respuesta inmunológica anómala que daña el intestino delgado. Aquí no hay debate: el gluten debe eliminarse por completo, de forma estricta (incluyendo trazas) y de por vida.

Sin embargo, en los últimos años se ha extendido la idea de que el gluten «es malo para todo el mundo», y esto ha llevado a muchas personas a eliminarlo sin que ningún profesional de la salud les haya hecho un diagnóstico claro, basándose únicamente en síntomas difusos como la hinchazón, la fatiga o las molestias digestivas. ¿Tiene sentido eliminar el gluten de la dieta? En las próximas líneas intentaré resumir algo bastante amplio y complejo.

El gluten no es inflamatorio por sí mismo, sino que resulta especialmente problemático en casos específicos:

- Celiaquía (enfermedad autoinmune).
- Alergia al trigo.
- Sensibilidad al gluten no celiaca (a veces transitoria). No hay pruebas para diagnosticarlo.
- Enfermedades inflamatorias intestinales.
- Trastornos gastrointestinales funcionales (personas con síntomas digestivos recurrentes).

En estas situaciones, el gluten puede convertirse en un verdadero problema al provocar:

- **Inflamación y daño en la mucosa intestinal:** en algunas personas faltan enzimas necesarias para descomponerlo bien, lo que genera irritación en la pared intestinal.
- **Alteración del sistema inmune:** el cuerpo confunde fragmentos del gluten con una sustancia nociva, lo que puede afectar a las vellosidades intestinales encargadas de absorber nutrientes.
- **Hiperpermeabilidad intestinal:** la digestión incompleta de las gliadinas (una de las proteínas del gluten) eleva la zonulina, que, como ya veíamos en el capítulo anterior, es una proteína que aumenta la permeabilidad de la barrera intestinal. Esto facilita que moléculas y compuestos que normalmente no deberían llegar al torrente sanguíneo lo hagan, amplificando la inflamación. Todo este proceso lo explico bien en detalle en mi anterior libro, *Acaba con el SIBO*.

Como estamos en un libro que trata sobre enfermedades y condiciones relacionadas con la inflamación, merece la pena remarcar que el gluten puede agravar los síntomas si ya existe un terreno inflamatorio de base.

En personas con inflamación intestinal activa, disbiosis o permeabilidad aumentada, reducir o incluso retirar temporalmente el gluten puede marcar una diferencia.

Antes de decidir eliminar el gluten de manera radical, especialmente si has notado molestias digestivas o síntomas relacionados, lo primero es asegurarse de que no se trata de celiaquía. Un diagnóstico correcto es clave, ya que evita complicaciones y permite adaptar la alimentación de forma segura y efectiva. Para determinarlo, existen varias herramientas:

- **Análisis de sangre:** buscan anticuerpos específicos que indiquen una reacción autoinmune al gluten. Para que esta prueba funcione, es importante seguir consumiendo gluten antes de realizarla.
- **Endoscopia con biopsia del intestino delgado:** permite comprobar si las vellosidades intestinales presentan lesiones. Al igual que en los análisis de sangre, es necesario ingerir gluten antes de la prueba para obtener resultados fiables.
- **Pruebas genéticas:** revelan si existe predisposición a la celiaquía. Tener los genes asociados no implica que se padezca la enfermedad; solo indica mayor riesgo. Esta prueba puede realizarse aunque no estés consumiendo gluten.
- **Realizar una buena valoración de la clínica**, no solo digestiva, sino también extradigestiva.

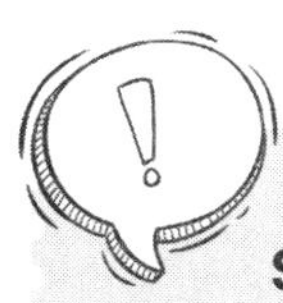

Sabías que...

Por mucho que el uso del término *intolerancia al gluten* se haya normalizado, no es correcto. **La intolerancia al gluten no existe.** Por definición, las intolerancias se presentan ante los azúcares presentes en diferentes alimentos, como la glucosa o la fructosa. En el caso del gluten, este no es un azúcar, sino una proteína, por lo que o hay celiaquía, o alergia, o sensibilidad al gluten no celiaca.

En muchos casos, los síntomas que asociamos al gluten no provienen solo de esta proteína. Otros componentes del trigo, como los **FODMAP** (un tipo de carbohidratos de fermentación rápida que generan gases, hinchazón y molestias) o ciertos péptidos difíciles de digerir, también pueden ser responsables de esas reacciones. A esto se suma que, al dejar de consumir gluten, muchas personas eliminan de manera indirecta gran parte de los productos de trigo ultraprocesados: panes industriales, bollería, galletas, harinas refinadas..., todos ellos cargados de azúcares y aditivos que por sí solos ya son altamente inflamatorios.

Por eso, no se trata únicamente del gluten en sí, sino del contexto en el que lo encontramos. Hoy en día, el consumo de gluten es excesivo y casi siempre lo ingerimos en sus versiones más pobres desde el punto de vista nutricional. Y en un terreno inflamatorio de base —como puede ser la disbiosis intestinal, la hiperpermeabilidad intestinal o las enfermedades autoinmunes— este exceso puede amplificar síntomas de manera significativa.

Conclusión: no se trata de demonizar el gluten. Lo importante es revisar cuánto consumes, en qué forma y con qué frecuencia. No es lo mismo un pan blanco de supermercado, elaborado con harinas refinadas y aditivos, que un pan integral de masa madre y fermentación larga acompañado de verduras, proteínas y grasas de toda la vida.

Lácteos. O fuente de calcio o gran fuente de inflamación

Los lácteos han sido durante décadas un alimento básico en muchas culturas, sobre todo en las occidentales. Aportan proteínas, calcio, vitamina D y otros nutrientes. Sin embargo, en la última década han pasado a ser sospechosos habituales cuando se habla de inflamación.

Dentro del mundo «lácteo» no es lo mismo la leche de vaca convencional, sometida a procesos industriales que la empobrecen nutricionalmente, que un lácteo fermentado como el kéfir o un queso curado artesanal. Tampoco es lo mismo un batido azucarado de supermercado que un yogur natural con fermentos vivos. **Son alimentos completamente distintos, con efectos muy diferentes en el organismo y con digestibilidades variables según cada persona.**

Meter todos los lácteos en el mismo saco es no querer ver los matices. Es negar la posibilidad de que lo que le sienta bien a uno le siente mal a otro. Y es quitarte opciones valiosas solo por seguir una moda o una idea sin base real.

Las principales razones por las que los lácteos pueden causar problemas son:

- **La lactosa:** es el azúcar natural de la leche, y muchas personas (especialmente en edad adulta) tienen una **deficiencia de lactasa,** la enzima que la digiere. Esto provoca fermentación, gases, dolor abdominal o diarrea. Es una intolerancia digestiva, no una respuesta inmunológica.
- **La caseína A1:** una de las proteínas de la leche (presente sobre todo en la leche de vaca convencional) que puede ser difícil de digerir o generar respuestas inmunológicas en

personas con intestino permeable o hipersensibilidades. Si hablamos de leche de cabra u oveja (con caseína A2, menos reactiva), la tolerancia suele ser mejor.
- **El proceso industrial**: muchos productos lácteos están altamente procesados, pasteurizados en exceso o llenos de azúcares y aditivos, lo que sí puede influir negativamente en la salud digestiva e inmunológica.

Aun así, **no todos los lácteos son iguales.** Los fermentados (yogur, kéfir, queso curado) suelen tolerarse mucho mejor. En numerosas personas, incluso ayudan a modular la microbiota y reducir la inflamación. Además, existen versiones de leche de cabra o de oveja, que contienen caseína A2 (menos reactiva), y opciones sin lactosa.

Conclusión: los lácteos pueden ser parte de una alimentación antiinflamatoria si se eligen cuidadosamente y se toleran bien. Eliminar no siempre es necesario; **observar y personalizar** es clave.

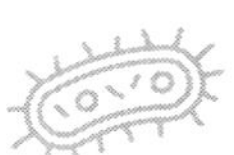
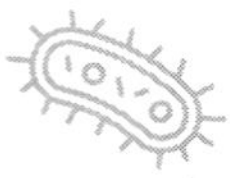
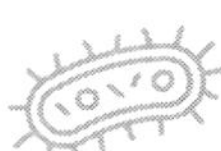

Entonces, ¿tengo que dejar el pan, el vino y los cereales del desayuno?

Esta es probablemente una de las preguntas más comunes que recibo en mi consulta o por redes.

«Pero ¿puedo seguir tomando mis cereales de desayuno?». «¿Y alcohol solo los fines de semana?». «Entiendo que el pan para acompañar la comida no cuenta, ¿verdad?». «¿Tengo que dejar para siempre el azúcar?».

Y lo entiendo. Nos cuesta ver que ciertos alimentos que están tan normalizados en nuestro día a día puedan alterar silenciosamente nuestra salud. A veces lo hacen de forma evidente (malestar digestivo, dolor de cabeza, cansancio...), pero muchas otras lo hacen sin ruido: acumulando pequeños desequilibrios, generando inflamación de bajo grado y alterando tu microbiota, tu sistema hormonal o tu energía sin que ni siquiera te des cuenta.

Pero esto no va de prohibir ni de llevarlo al extremo. Va de **tomar conciencia** y **entender cómo ciertos alimentos pueden estar afectando a tu organismo**, sobre todo cuando su consumo es frecuente o sostenido en el tiempo.

Siempre me gusta compartir esta frase, que se atribuye a Hipócrates y que a mí, personalmente, me hizo pensar mucho en su momento:

> **«Si alguien desea una buena salud, primero debe preguntarse si está listo para eliminar las razones de su enfermedad. Solo entonces es posible ayudarlo».**

Porque, al final, no se trata solo de lo que comes, sino **de cómo te relacionas con eso que comes.** La pregunta que muchas veces debemos hacernos no es «¿puedo seguir comiendo esto?», sino:

- ¿Por qué lo necesito?
- ¿Qué papel tiene este alimento en mi día a día?
- ¿Lo uso como recompensa, evasión o rutina automática?
- ¿Estoy comiendo por placer real o por impulso?
- ¿Qué pasaría si no lo tomara?

Es decir, más allá de lo nutricional, hablar de alimentos «proinflamatorios» también implica hablar de hábitos, emociones, cultura y decisiones.

No pasa nada por comerte un cruasán, brindar con una copa de vino o disfrutar de una pizza con amigos. No es eso lo que genera inflamación…

Lo que realmente impacta en tu cuerpo es la repetición diaria de patrones alimentarios que no nutren, que inflaman, que vacían sin llenar.

Por eso, en este apartado no quiero que te sientas culpable ni atacado por lo que comes, porque yo no soy ni santa ni perfecta.

Quiero ayudarte a entender por qué ciertos alimentos desequilibran el organismo y cómo puedes aprender a usarlos con más conciencia, reducir la frecuencia con que los tomas o incluso descubrir que no los necesitas tanto como creías.

Porque la pregunta nunca debería ser «¿puedo seguir comiendo esto?», sino «**¿qué necesita realmente mi cuerpo para estar equilibrado, con energía y en salud?**».

Y aquí es donde me gustaría contarte algo muy personal.

Recuerdo cuando de lunes a viernes comía mega, mega, mega «de forma saludable» (o eso pensaba yo, oye): todo a la plancha, a veces hervido, limitando el aceite de oliva o cualquier tipo de grasa..., vamos, limitando el placer puro y duro. Claro, llegaba el finde y ahí... «¡prepárense, señores!». La ansiedad por comer y permitirme todo aquello que no hacía entre semana era tal que casi siempre acababa con molestias o malestar, me cambiaba hasta el humor.

Este patrón me acompañó desde bien jovencita, por no decirte desde niña, y, por supuesto, jamás pensé que pudiera ser algo que me estaba perjudicando. Para mí era parte de mi personalidad: «Mireia, la ansiosa por la comida».

Darme cuenta de este patrón no ha significado que ahora el fin de semana no disfrute de lo que quiero; al contrario, disfruto de lo que me apetece de lunes a domingo, pero sin llegar a ese punto en el que la ansiedad se apodera de mí y hace que todo me siente mal.

No se trata de hacer todo perfecto, sino de ser coherentes con nosotros mismos

Queremos dormir mejor, pero seguimos cenando supertarde, mirando el móvil en la cama y tomando café a las seis de la tarde.

Queremos sentirnos con menos inflamación, pero seguimos abusando de procesados y azúcares ocultos en productos *light* o «sin gluten».

Queremos conectar más con nuestro cuerpo, pero no dedicamos ni cinco minutos al día a escucharlo, respirar o simplemente parar.

Queremos mejorar nuestra salud emocional, pero seguimos en piloto automático, tapando malestares con comida, con pantallas o con planes que solo nos distraen, no nos nutren.

Una pregunta que transforma: «¿Estoy listo para dejar lo que me está alejando del bienestar que deseo?».

Esta frase no exige que lo hagas todo ahora, solo pide sinceridad.

- → Quizá todavía no sea el momento de dejar el azúcar por completo, pero sí de observar cuánta dependencia tengo de él.
- → Tal vez no puedo hacer deporte cada día, pero sí puedo empezar a caminar veinte minutos diarios sin móvil.
- → Puede que no quiera dejar de salir los fines de semana, pero puedo elegir cómo y con quién lo hago, qué como, cuánto alcohol consumo, cómo me siento después...

El compromiso real, desde la comprensión, no desde el castigo

Tu cuerpo necesita que le escuches, que le des lo que es mejor para él, que sueltes lo que le pesa y que tomes decisiones más conscientes, incluso si no son siempre las más cómodas.

Y sobre todo, que entiendas que **la salud es energía, es paz interna**, es calidad de vida, es sentirte bien en tu piel.

Y empieza por preguntarte con sinceridad: **¿estoy dispuesto a mirar qué cosas necesito dejar para empezar a sentirme mejor?**

3
ALIMENTACIÓN ANTIINFLAMATORIA (DE LA A A LA Z)

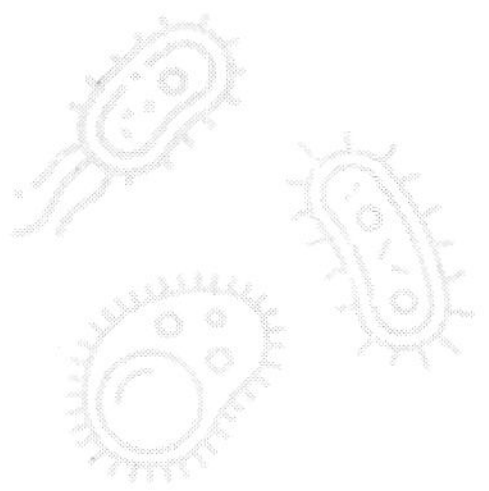

Cuando hablamos de alimentación o nutrición, es muy fácil caer en extremos. Yo lo hice. O la fruta es buenísima y me hincho a comerla porque es «natural», o es mala y la evito por completo porque «es azúcar». O me limito a comer alimentos antiinflamatorios y baso mi dieta entera en cúrcuma, jengibre y batidos verdes, o paso de todo y como lo que sea que pille en la nevera o la despensa. Pero, desde mi punto de vista, el todo o nada no funciona, ojo, y digo «desde mi punto de vista», porque opiniones y maneras de ver la salud hay muchas.

La nutrición es compleja, dinámica, profundamente personal y no puede reducirse a etiquetas absolutas ni a reglas inamovibles. Nuestro cuerpo cambia, nuestra edad, nuestra salud digestiva, nuestros ciclos hormonales, nuestro nivel de estrés o incluso nuestro estado emocional condicionan el tipo de alimentos que mejor nos sientan en cada momento. Nuestro apetito va fluctuando acorde a todos estos aspectos, y aprender a escuchar dichas necesidades y a ajustar lo que comemos a esos momentos es parte de construir una relación real con la comida.

Por supuesto que hay una base y algunos alimentos tienen efecto antiinflamatorio, y por supuesto que ciertas estrategias nutricionales pueden ayudarnos muchísimo cuando hay dolor, hinchazón, fatiga o procesos inflamatorios crónicos, pero eso no significa que debamos basar toda nuestra dieta en ellos ni obsesionarnos con lo «perfecto». A veces, incluso los alimentos más saludables pueden no sentar bien si no son adecuados en ese momento (como sucede en el SIBO o en otros tipos de disbiosis o desequilibrios intestinales) o si se consumen en exceso.

Cuando hablamos de «dieta antiinflamatoria», es importante entender que no existe una única fórmula universal. Hay muchas versiones y pocas han demostrado de manera concluyente su efecto directo sobre la inflamación. Sin embargo, sí podemos trazar algunas líneas generales, porque hoy sabemos que ciertos nutrientes y hábitos alimentarios influyen en los procesos inflamatorios a través de mecanismos como el control de la glucosa en sangre, el equilibrio de la microbiota intestinal o la acción de los antioxidantes en el organismo.

Lo que la evidencia científica sí muestra con bastante consistencia es que una alimentación rica en productos vegetales resulta beneficiosa para la mayoría de las personas. Incorporar variedad de verduras, frutas, legumbres, cereales integrales y frutos secos puede ayudar a mejorar síntomas, reducir procesos inflamatorios activos y prevenir complicaciones futuras.

Ahora bien, hay un punto clave que a menudo se pasa por alto: las cantidades. Solemos clasificar los alimentos como «buenos» o «malos», pero olvidamos que incluso lo bueno, en exceso, puede resultar perjudicial. La dosis importa, y mucho. No es lo mismo una cucharadita de cúrcuma al día que diez cápsulas, ni una ración de fruta que cinco piezas como merienda habitual. Escuchar al cuerpo, observar cómo responde y ajustar a partir de ahí es mucho más valioso que seguir ciegamente una pauta sin contexto.

Y aquí entra la otra gran verdad: no hay una cifra universal. Lo que puede ser un equilibrio perfecto para una persona muy activa o en fase de recuperación puede convertirse en un exceso para alguien con digestiones lentas o en mitad de un brote inflamatorio agudo. Por eso, más que hablar de recetas rígidas, se trata de encontrar un punto de equilibrio propio, flexible y adaptado a cada momento vital.

Por ejemplo, la dieta mediterránea ha demostrado tener efectos antiinflamatorios. Este patrón alimentario tradicional que se ha seguido durante siglos en países como España, Italia, Grecia y otras zonas del Mediterráneo se caracteriza por su enfoque equilibrado y natural: **abundancia de frutas, verduras, legumbres, cereales integrales, aceite de oliva y pescado; consumo moderado de pollo, lácteos y frutos secos**; y una limitación clara en carnes rojas, embutidos, bebidas azucaradas y ultraprocesados. Aunque se basa en tradiciones ancestrales, hoy sigue conservando su relevancia gracias al respaldo científico del que disfruta y a los beneficios observados en salud global, especialmente en la prevención de enfermedades crónicas.

En contraste, la llamada «dieta americana estándar» (DAE), rica en ultraprocesados, azúcares añadidos, grasas saturadas y harinas refinadas, se ha asociado de forma clara con mayor inflamación y más riesgo cardiovascular y mortalidad.

Lo preocupante es que, aunque la dieta mediterránea ha sido durante décadas un referente, hoy está en retroceso y se ve cada vez más influenciada por este tipo de hábitos industrializados. La evolución está marcada por un mayor consumo de procesados, azúcares y carnes, junto con una disminución en la ingesta de frutas, verduras, legumbres y cereales integrales, y todo esto coincidiendo con el aumento de enfermedades crónicas como la obesidad y la diabetes.

Precisamente por ello cobra sentido recuperar patrones como el mediterráneo u otros estilos de alimentación que prioricen lo real frente a lo procesado. Si bien los alimentos por sí solos no curan enfermedades, una alimentación equilibrada y rica en compuestos antiinflamatorios puede ser una herramienta clave para mejorar nuestra calidad de vida y reducir el impacto de muchas enfermedades.

Una de **las bases sería que la alimentación estuviese basada en vegetales y con mucha densidad de micronutrientes**, pero, a partir de ahí, hay muchos depende o mucho grises entre tanto blanco y negro.

También quiero destacar que me voy a basar en un patrón general antiinflamatorio sin tener en cuenta enfermedades que cursen con inflamación crónica o trastornos digestivos. En este caso siempre te recomendaré que lo hables con un nutricionista o dietista especializado en este campo para que te ayude a decidir cuál es la mejor dieta antiinflamatoria PARA TI, y lo pongo en mayúsculas porque esa dieta debería ser INDIVIDUAL y PERSONALIZADA, ya que cada patología inflamatoria tiene una causa, síntomas concretos, medicación (si la hay), además de otras cosas que pueden estar involucradas (intolerancias, sensibilidades, alergias...).

PRINCIPIOS DE LA ALIMENTACIÓN ANTIINFLAMATORIA

Cuando hablamos de alimentación antiinflamatoria no estamos hablando de «una dieta milagro» ni de algo complicado de seguir. Se trata más bien de unos principios básicos que ayudan a poner orden en el plato y en el cuerpo.

Equilibrio entre omega-3 y omega-6

Uno de los pilares de la alimentación antiinflamatoria es mantener un buen balance entre los ácidos grasos omega-3 y omega-6. Ambos son esenciales (nuestro cuerpo no los produce, tenemos que obtenerlos de la dieta). Pero lo importante no es solo comerlos..., ¡sino la proporción en la que lo hacemos!

Pregúntate: ¿qué crees que consumes más en tu día a día, omega-3 u omega-6? Aunque puede que ahora mismo no tengas ni idea o no sepas distinguirlos, esta pregunta es importante hacérsela porque el omega-6, al igual que el omega-3, es esencial y necesario para funciones vitales como la regulación hormonal y del sistema inmune. Lo encontramos de forma natural en alimentos como frutos secos, semillas y algunos aceites vegetales sin refinar. El inconveniente aparece cuando la mayoría de este omega-6 proviene (también) de fuentes no tan recomendables, como aceites vegetales refinados (girasol, maíz, soja), bollería industrial, snacks, fritos y productos precocinados, lo que acaba desajustando la balanza. Y cuando la balanza se inclina demasiado hacia él y comienza a faltar el omega-3, el cuerpo genera con más facilidad moléculas proinflamatorias, y **ese desequilibrio está directamente relacionado con enfermedades inflamatorias crónicas, cardiovasculares y metabólicas.**

Hoy en día, en la dieta occidental la proporción suele rondar 15:1 o incluso 20:1 a favor del omega-6, cuando lo ideal sería acercarse a 4:1 o idealmente a 1:1.

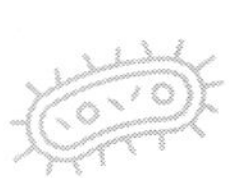
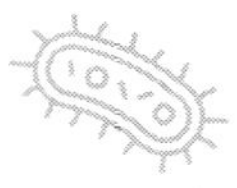
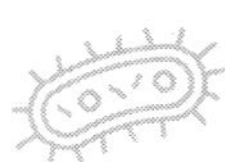

CONOCIENDO MEJOR A LOS OMEGA-3

Existen tres tipos principales:

- **ALA** (ácido alfa-linolénico): presente en algunos alimentos de origen vegetal como las nueces, la chía y el lino.
- **EPA** (ácido eicosapentaenoico) y **DHA** (ácido docosahexaenoico): presentes en el pescado graso (sobre todo en el pescado azul), en el aceite de pescado y de krill, y en algunas microalgas. Son los **compuestos con efecto directo más potente sobre la modulación de la respuesta inflamatoria**.

Ten en cuenta que la conversión de ALA en EPA y DHA dentro del cuerpo es muy bajita (menos del 10 por ciento), por eso es clave asegurar fuentes directas de EPA y DHA a través del pescado azul o, si es necesario, de suplementos.

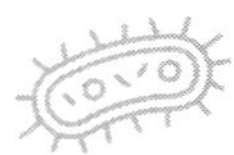
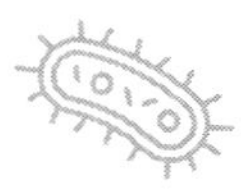
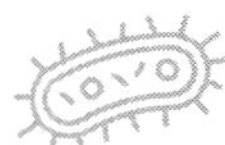

¿Necesito tomar suplementos?

Si tu dieta está muy cargada de ultraprocesados con aceites vegetales refinados (girasol, maíz, soja) o no alcanzas las raciones de pescado azul (o ni siquiera comes pescado por las razones que sea, como seguir una dieta vegetariana o vegana), los suplementos de omega-3 seguramente sean necesarios (siempre, por supuesto, es necesario analizar tu caso en particular). Son seguros, con mucha evidencia científica detrás, y pueden marcar la diferencia en tu balance inflamatorio, sobre todo en situaciones de mayor demanda como procesos inflamatorios agudos o crónicos, enfermedades cardiovasculares o alto desgaste físico o mental.

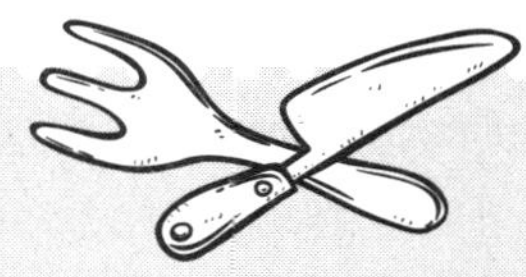

CLAVES PRÁCTICAS

- Reduce fritos y ultraprocesados ricos en aceites refinados.
- Incluye 2-3 raciones semanales de pescado azul pequeño (sardina, boquerón, caballa, anchoa, salmón, etc.).
- Añade a tu día a día un puñado de nueces (aproximadamente 30 g) o una cucharada de semillas de lino o chía molidas. En cambio, el aceite de lino es todavía más concentrado y potente, por lo que puedes usarlo de vez en cuando para aliñar tus platos. No está diseñado para

cubrir deficiencias, pero sí es una forma natural de sumar omega-3 en pequeñas cantidades a tu dieta.

→ Usa siempre que puedas aceite de oliva virgen extra como grasa principal en crudo pero también para cocinar.

Equilibrio glucémico en el día a día

Seguro que alguna vez has notado esa sensación de energía repentina tras comer algo dulce seguida, al poco tiempo, de cansancio, más hambre o incluso irritabilidad. Eso no es casualidad: es el reflejo de cómo tu cuerpo regula la glucosa en sangre.

Cuando ingerimos hidratos de carbono, el organismo los transforma en glucosa, que pasa al torrente sanguíneo. Para mantenerla bajo control, el páncreas libera **insulina**, la hormona encargada de transportar esa glucosa a las células para usarla como energía o almacenarla.

El problema surge cuando los alimentos que elegimos se absorben con demasiada rapidez (azúcares libres, harinas refinadas, ultraprocesados). En ese caso:

- Se produce una **hiperglucemia:** la glucosa se dispara en poco tiempo, lo que genera un subidón de energía y una sensación de bienestar momentáneo. Aquí ¡estás a tope! (exagerando un poquillo, ya sabes).
- Después llega la **hipoglucemia:** el subidón no dura para siempre y tampoco mucho. La insulina hace que la glucosa

caiga en picado y el resultado es cansancio, falta de concentración, irritabilidad y, lo más llamativo, más hambre de lo mismo.

Si esto ocurre de forma puntual en una persona sana, no pasa nada grave. El cuerpo tiene mecanismos de sobra para adaptarse. El verdadero problema aparece cuando estos picos y bajadas se repiten día tras día: el sistema se «desgasta», aumenta la resistencia a la insulina y con el tiempo puede favorecer la aparición de patologías como **diabetes tipo II, obesidad, síndrome de ovario poliquístico o problemas digestivos asociados a la inflamación**.

Por eso, mantener un **equilibrio glucémico** no significa prohibir todos los carbohidratos, sino aprender a **elegir y combinar mejor los alimentos**: priorizar carbohidratos integrales, acompañarlos de fibra, proteínas y grasas saludables, y reservar los ultraprocesados azucarados para ocasiones muy puntuales.

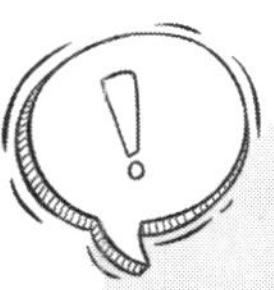

¡TEN EN CUENTA!

Hoy en día se habla muchísimo de intentar consumir solo alimentos de bajo índice glucémico, de evitar los picos de glucosa a toda costa, incluso de llevar parches en el brazo que miden la glucosa en personas sanas... A ver, tener en cuenta el índice glucémico es útil (y para algunos necesario), sobre todo cuando hablamos de inflamación y en una época en la que la alimentación está tan cargada de ultraprocesados. Pero también conviene recordar que, en personas sin problemas de glucosa, vivir pendiente de cada pequeña subida quizá no sea necesario ni lo más práctico.

Además, la glucosa no depende solo de lo que comemos; que suba más o menos también está influido por factores como:

- Un estrés puntual o cronificado (un cortisol elevado favorece los picos de glucosa y, por consiguiente, de inflamación).
- La disbiosis intestinal, los patógenos, los parásitos...
- Las intolerancias o sensibilidades alimentarias.
- La falta de descanso.
- Los cambios hormonales: el ciclo menstrual, la menopausia...

De hecho, por ejemplo, cada vez que comemos tenemos picos de glucosa, de insulina y de inflamación (inflamación posprandial). Es una reacción fisiológica normal porque nuestro sistema inmune trata de identificar los posibles «daños» que entran con la comida. Pretender evitar esta reacción natural sería como esperar que tu pulso no aumente al correr o que no sudes al hacer ejercicio.

Alimentación completa y natural

Una pauta antiinflamatoria no tiene por qué ser complicada ni necesitar de grandes preparaciones si no quieres. De hecho, cuanto más simple, mejor. La base está en que lo que pongas en tu plato sea lo más real y reconocible posible.

Las **verduras, frutas, legumbres, huevos, pescados, frutos secos y cereales integrales** son la base de este patrón. Tales alimentos vienen cargados de nutrientes de calidad, fibra, antioxidantes y compuestos bioactivos que regulan la inflamación.

En cambio, los ultraprocesados, aquellos con largas listas de ingredientes imposibles de pronunciar, los azúcares añadidos, los aditivos, las harinas y los aceites refinados no solo aportan calorías vacías, sino que pueden activar vías inflamatorias en el organismo.

Esto no significa que tengas que vivir con miedo a todo lo que venga en un paquete, pero sí que debes desarrollar un criterio claro: **cuanto más se parezca lo que comes a su forma original en la naturaleza, mejor jugará a favor de tu salud,** sobre todo cuando hablamos de nuestro día a día.

La alimentación natural es una forma de volver a lo básico, a lo que nuestro cuerpo realmente necesita, libre de la sobrecarga de ingredientes artificiales.

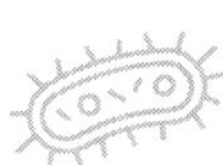
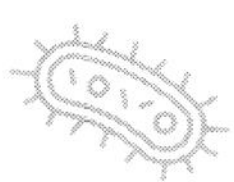
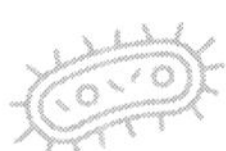

Riqueza en micronutrientes y efecto antioxidante

De los micronutrientes y fitoquímicos te hablaré más adelante con mucho más detalle, pero antes quiero que tengas clara una idea clave: **aunque no nos den energía como los macronutrientes, son igual de esenciales para la vida diaria.** Sin ellos, el cuerpo no puede funcionar de forma correcta. Vitaminas, minerales, polifenoles, carotenoides y flavonoides actúan como guardianes celulares, ayudando a neutralizar los radicales libres y a frenar procesos oxidativos que están estrechamente ligados a la inflamación crónica.

Los MAC o la fibra para nuestra microbiota

La microbiota intestinal es como un jardín: necesita alimento para crecer, diversificarse y mantenerse en equilibrio. ¿Su comida favorita? La fibra, en especial la que conocemos como **MAC** (***microbiota accessible carbohydrates***), es decir, los hidratos de carbono que nuestras bacterias intestinales pueden fermentar y transformar en compuestos beneficiosos para nuestra salud, y en este caso, para modular la inflamación. Y, aunque no todas las fibras son iguales ni producen el mismo efecto en el organismo, ambas tienen que estar presente en nuestra dieta, así que no te vuelvas loco:

- **Fibra insoluble.** Apenas es fermentada por nuestros «bichitos» beneficiosos, pero cumple una función mecánica, ayuda a limpiar el intestino, favorece el tránsito y evita el estreñimiento. Está en los cereales integrales, el salvado de trigo o algunas verduras, por ejemplo.

- **Fibra soluble o fermentable (MAC).** Es la que realmente alimenta a las bacterias. Se hincha, retiene agua y, en el proceso de fermentación, produce ácidos grasos de cadena corta como el butirato, claves para la salud intestinal y la regulación inflamatoria. Podemos encontrarla en:
  - Almidón resistente: plátano macho, boniato, castañas, trigo sarraceno, legumbres, avena, arroz o patata cocinados y luego enfriados.
  - Mucílagos: semillas de lino y chía.
  - Inulina y FOS: cebolla, puerro, espárragos, alcachofa, plátano.
  - Pectinas: manzana, cítricos, frutos rojos.
  - Betaglucanos: avena, setas y algunas algas.

ALMIDÓN RESISTENTE

Es la parte del almidón que nuestras enzimas no logran digerir, así que llega intacto al colon, donde nuestra microbiota intestinal lo aprovecha.

Truco de preparación

Cocina el alimento como de costumbre (los tubérculos mejor con piel), deja que se enfríe de 12 a 24 horas en la nevera y, al recalentarlo suavemente, ¡listo! Ese proceso de enfriamiento es el que genera almidón resistente. Se conserva hasta 4 días en la nevera.

Peeero, como te decía anteriormente, no hace falta volverse loco: si en tu día a día consumes una variedad de alimentos ricos en fibra (de ambos tipos), no hace falta que enfríes o congeles todo alimento porque has oído que, «si no, mi microbiota muere». Solamente con el *batch cooking* (más adelante te hablaré de esta técnica) o con guardar las sobras en la nevera, ya estás creando este efecto de almidón resistente sin darte cuenta.

Y si quieres disfrutar de platos hechos al momento, como un pollo al horno con patata, pasta con verduras y gambas o arroz con tomate, ¡no hace falta que los tomes fríos siempre! **El sentido común manda, relajémonos y disfrutemos de la comida, la microbiota se encargará del resto.**

Los fermentados

Aunque parezcan una moda «hípster», los fermentados han formado parte de la dieta humana durante miles de años. Yogur, kéfir, chucrut, miso, kimchi, kombucha..., todos ellos nacen gracias a la acción de microorganismos (bacterias o levaduras) que transforman los alimentos dándoles nuevas propiedades.

En otras palabras, los fermentados son alimentos con bacterias vivas y activas que llegan a tu intestino y colaboran con tu microbiota.

¿Qué beneficios nos aportan?

- Aumentan la diversidad microbiana, desplazando bacterias «no tan buenas».
- Favorecen la digestión gracias a enzimas naturales.
- Contribuyen a la regulación del sistema inmune.

- Pueden disminuir la inflamación y proteger frente a enfermedades intestinales o metabólicas, entre otras.

Ejemplos de fermentados: yogur y kéfir (de leche o de agua); quesos curados de fermentación natural; chucrut y kimchi; miso, tofu y tempeh; kombucha; vinagre de manzana sin pasteurizar; encurtidos naturales, es decir, sin pasteurizar (aceitunas, pepinillos fermentados), y natto.

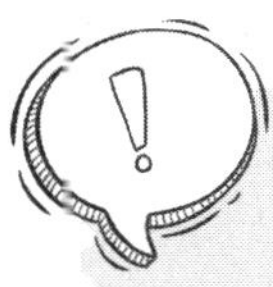

Importante: no todos los fermentados del súper son probióticos reales. Muchos encurtidos o yogures están pasteurizados o llenos de azúcares y ya no contienen bacterias vivas. ¡Que no te vendan gato por liebre!

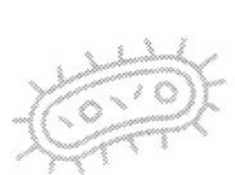
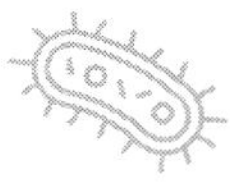
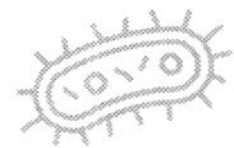

LA PAREJA PERFECTA

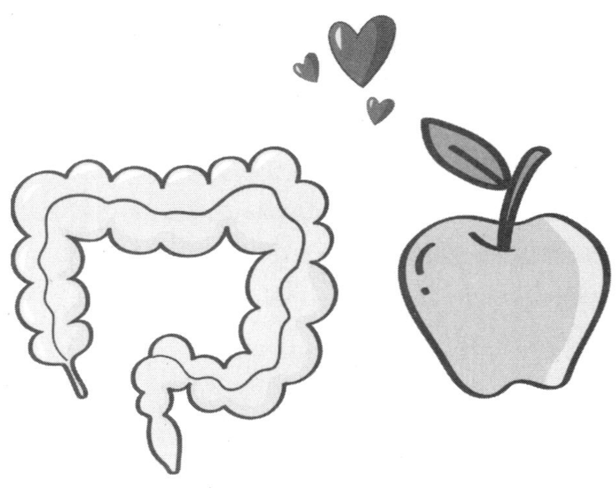

Tipo	Qué es	Función principal
Prebióticos	Fibra fermentable que alimenta a la microbiota.	Sirve de «comida» para las bacterias beneficiosas; produce ácidos grasos de cadena corta que mejoran la salud intestinal.
Probióticos	Alimentos que contienen bacterias vivas.	Aumentan la diversidad microbiana, compiten con bacterias dañinas, mejoran digestión e inmunidad.

¿QUÉ ALIMENTOS ENGLOBAN UNA ALIMENTACIÓN ANTIINFLAMATORIA?

Sé que a estas alturas quizá estés pensando: «Vale, todo muy bien con todos estos principios, pero... ¿al final qué como?».

Para ponértelo fácil, aquí tienes un resumen de los alimentos que forman parte de un patrón antiinflamatorio (recuerda, lo importante no es la lista en sí, sino cómo los combinas y la calidad de lo que eliges).

- **Verduras y hortalizas**: lechuga, rúcula, canónigos, berros, endivias, cebolla, ajo, brócoli, coliflor, calabacín, coles de Bruselas, kale, espárragos, alcachofa, pimiento, berenjena, calabaza, rábanos, apio, repollo, lombarda, borraja, escarola, espinacas, hinojo, acelga, achicoria, cardo, nabo, puerro, remolacha, setas, champiñones, pepino, tomate, judías verdes, zanahoria...

  Mención especial a las de hoja verde (espinacas, kale, rúcula, acelgas, brotes o germinados de brócoli...). Constituyen una fuente de magnesio, folatos y clorofila, y también de compuestos que ayudan al hígado en procesos de detoxificación. Son, literalmente, gasolina limpia para tus células.

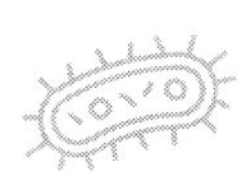
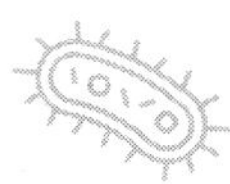
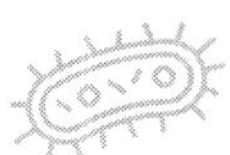

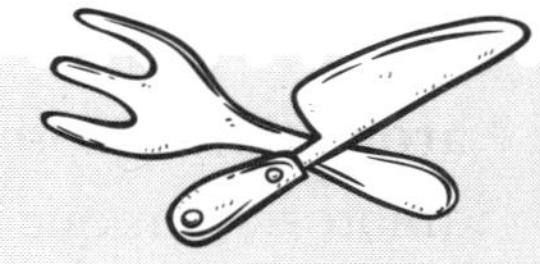

CONSEJO PRÁCTICO

→ Ten siempre purés de verduras congelados en raciones individuales para días en los que no tengas tiempo de cocinar.
→ Las verduras congeladas o en bote (sin salsas ni añadidos raros) son una gran salvación.
→ La clave está en la variedad de colores: cada pigmento vegetal esconde antioxidantes distintos. Así que cuantos más colores pongas en tu plato, mejor protegido estará tu cuerpo.

- **Proteínas:** carne magra (pollo, pavo, conejo...), algo de cerdo y vacuno, pescados blancos (merluza, bacalao, gallo, lenguado, rape, rodaballo...), pescados azules (sardinas, boquerones, caballa, anchoa, salmón...), mariscos (mejillones, gambas, almejas, sepia, calamar, pulpo...) y por supuesto huevos.
- **Frutas:** arándanos, fresas, cerezas, frambuesas, granada, manzana, pera, limón, sandía, melón, kiwi, papaya, mango, aguacate, piña, melocotón, albaricoque, plátano...
- **Carbohidratos complejos:** pan y pasta (mejor integrales o de masa madre y/o fermentación lenta en el caso del pan), cereales y pseudocereales como arroz (blanco, rojo, integral), quinoa, mijo, trigo sarraceno, avena, tubérculos como patata, boniato, yuca.
- **Legumbres:** garbanzos, lentejas, lenteja roja, alubias, guisantes, habas, judías mungo, frijoles.

- **Especias y hierbas aromáticas** (¡aprovecha su poder antioxidante y antiinflamatorio aunque sea en pequeñas dosis!): perejil, orégano, albahaca, romero, cúrcuma, jengibre, tomillo, canela, cardamomo, clavo...
- **Lácteos:** mejor fermentados (yogur, kéfir, algunos quesos), aunque el abanico es amplio y la tolerancia individual cuenta mucho.

A continuación te dejo algunas preguntas que no dejan de hacerme, a ver si así consigo desmontar ciertas creencias.

¿Realmente la fruta es buena a pesar de la «cantidad» de azúcar que tiene?

Las frutas se han ganado una fama injusta por su «azúcar», pero ese azúcar viene envuelto de fibra, vitaminas, minerales y antioxidantes. Y aunque contiene azúcares naturales, reducir las frutas a eso es tan absurdo como decir que un huevo es «solo colesterol» o que el aceite de oliva es «solo grasa» y engorda.

Tampoco se trata de comer seis frutas al día, ni de pasarse con la piña porque «depura». El punto medio existe: de dos a tres raciones de fruta al día es un rango perfectamente normal para la mayoría de las personas, aunque siempre hay que adaptarlo a sus necesidades, nivel de actividad y contexto digestivo.

El problema no está en la fruta, sino en haberle cogido miedo mientras normalizamos productos ultraprocesados con etiquetas «sin azúcar» pero llenos de edulcorantes, grasas inflamatorias o cereales refinados.

En mi consulta, he visto muchas veces a personas que evitan comer una manzana por la noche mientras consumen barritas procesadas o cereales con eslóganes «saludables». Esa es la verdadera confusión y el verdadero problema.

¿Es malo comer cereales o carbohidratos en general? ¿No son proinflamatorios?

Que podamos sobrevivir sin carbohidratos, como muchos dicen hoy en día, no significa que debamos vivir así. Los carbohidratos, al igual que las proteínas y las grasas, tienen una función esencial: aportar energía rápida y eficiente para que nuestro organismo pueda funcionar de forma correcta.

Tu cuerpo, si le quitas ese sustrato, busca compensarlo. Esto provoca un aumento del neuropéptido Y, que dispara la necesidad de buscar carbohidratos. Y cuando los comes, se produce serotonina, un neurotransmisor que regula el apetito y genera saciedad. Es decir, no solo la proteína y la grasa dan saciedad: el carbohidrato también ayuda a «apagar» esa señal de hambre y mantener el equilibrio.

Además, **los carbohidratos cumplen otras funciones clave:**

- Son la fuente preferida de energía para el cerebro y el sistema nervioso. La glucosa es su combustible natural.
- Son importantes en la actividad muscular, tanto en el deporte como en el día a día (subir escaleras, caminar, pensar con claridad).
- Participan en la regulación hormonal y metabólica, modulando insulina, leptina y otras hormonas ligadas al hambre y la saciedad.

- Aportan fibra y almidón resistente, que nutren la microbiota intestinal y ayudan a mantener una buena salud digestiva.
- También desempeñan un papel en la recuperación física y mental, ya que reponen las reservas de glucógeno y favorecen el descanso.

«No como legumbres porque son proinflamatorias, me dan gases y tienen antinutrientes que me han dicho que destruyen el intestino».

Desde el punto de vista alimentario, las legumbres son una joya olvidada. Tienen alta densidad nutricional (proteínas vegetales, fibra, vitaminas del grupo B, hierro, magnesio, potasio...), un bajo coste económico y una huella ecológica muy reducida.

Son una fuente excelente de fibra soluble e insoluble y de almidón resistente, ambos fundamentales para alimentar a la microbiota intestinal.

Un estudio reciente descubrió que una porción semanal de legumbres reduce en un 26 por ciento el riesgo de cáncer colorrectal, y dos porciones a la semana lo reducen hasta un 35 por ciento.

Respecto a los antinutrientes, el más temido de las legumbres son las lectinas. Pero recuerda, no somos ratas comiendo judías crudas en dosis enormes. En la vida real, las legumbres se remojan, se cuecen y se condimentan, y con estas técnicas su contenido de antinutrientes disminuye drásticamente.

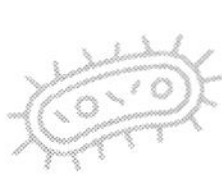
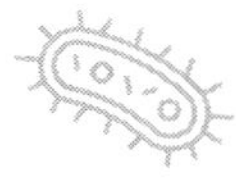
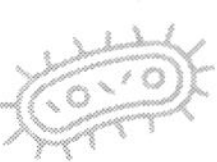

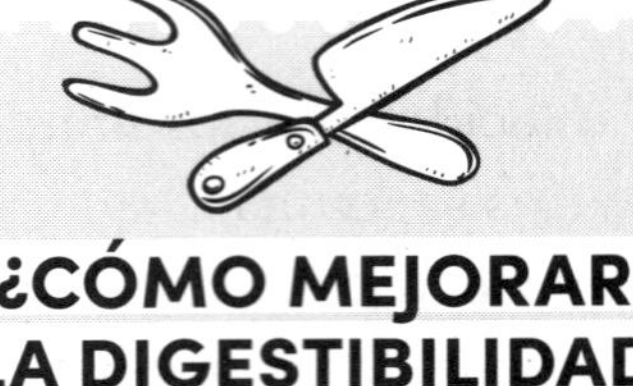

¿CÓMO MEJORAR LA DIGESTIBILIDAD DE LAS LEGUMBRES?

- En remojo toda la noche y durante 12-24 horas con un chorrito de vinagre de manzana o de bicarbonato. Recuerda cambiarles el agua y aclarar antes de cocinar.
- Cocinar con hinojo, comino, alga kombu o wakame, laurel (no hace falta todo) y 1 cucharadita de vinagre de manzana.
- Bien sazonadas durante los últimos 10 minutos de cocción con sal marina, tamari o miso (este último añadirlo fuera del fuego), son más reconstituyentes y digestivas.
- Preparar las legumbres mejor en puré o crema (tipo hummus). En el caso de los garbanzos, conviene quitarles la piel (¡se nota mucho, sobre todo en intestinos más sensibles!).
- Acabar con una infusión digestiva: regaliz, jengibre, hinojo, anís.
- Acompañar las legumbres con verduras.

Pero ¿qué son realmente los antinutrientes? Imagina que los alimentos son una cajita llena de tesoros (vitaminas, minerales, proteínas), aunque con pequeños «guardianes» que a veces dificultan aprovecharlos: esos son los antinutrientes. Están en legumbres, cereales integrales, semillas, frutos secos y algunas verduras. Los más conocidos son los fitatos, los oxalatos, las lectinas, los taninos y las saponinas.

La clave: **nadie come lentejas crudas ni un puñado de arroz sin cocinar.** Y precisamente las técnicas de cocina tradicionales (remojo, cocción, fermentación, germinación) reducen de forma significativa estos compuestos.

Los antinutrientes se pueden reducir o neutralizar bastante bien con métodos tradicionales de cocina y preparación de alimentos. Aquí te explico las técnicas más efectivas.

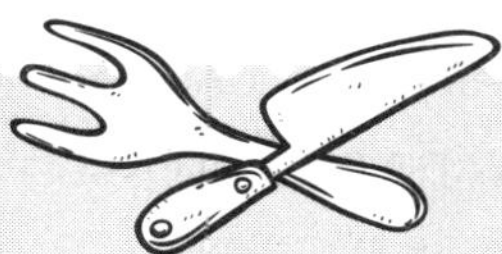

TÉCNICAS PARA REDUCIR LOS ANTINUTRIENTES

1. Remojo

→ Sumerges legumbres, cereales o frutos secos en agua durante varias horas (idealmente entre 8 y 12 horas).

→ Reduce fitatos, taninos y algo de lectinas.

→ Consejo: desecha el agua del remojo y enjuaga bien antes de cocinar.

2. Germinación (al final del libro te dejo una receta de pan germinado, ¡exquisita!)

→ Después de remojar, dejas los granos o legumbres en un ambiente húmedo para que germinen (les salen pequeños brotes).

→ Reduce fitatos, inhibidores enzimáticos y mejora la disponibilidad de nutrientes como el hierro y el zinc. Aumenta enzimas digestivas y compuestos antioxidantes.

3. Fermentación
   - → Como en el pan de masa madre, el yogur o el chucrut. Las bacterias beneficiosas «predigieren» ciertos compuestos.
   - → Reduce fitatos, oxalatos y otros antinutrientes. Mejora la microbiota y la absorción de minerales.
4. Cocción
   - → Hervir, cocer al vapor o cocinar a fuego lento.
   - → Reduce lectinas, inhibidores de tripsina y algunos oxalatos.
   - → Truco: cuanto más tiempo de cocción (sin pasarse), mayor reducción de estos compuestos.

No debemos caer en un enfoque muy reduccionista de la nutrición y fijarnos solo en los compuestos de forma aislada, como si los alimentos fueran simples sumas de nutrientes individuales. La realidad es que los alimentos son mucho más que eso. Su estructura, o «matriz alimentaria», y la forma en que interactúan los nutrientes entre sí generan efectos complejos y sinérgicos que no pueden explicarse analizando únicamente una vitamina o un mineral en particular.

Dicho esto, hay situaciones concretas donde sí conviene tener en cuenta los antinutrientes. Por ejemplo, si sufres de anemia o tienes un mayor riesgo de deficiencias minerales, podrías beneficiarte de reducir el consumo de fitatos o lectinas, especialmente si tu dieta es limitada.

Algunas personas con enfermedades autoinmunes o problemas intestinales pueden ser más sensibles a las lectinas. En estos casos, se puede valorar dejar de tomarlas temporalmente y observar si hay alguna mejora. Lo mismo aplica a personas con sensibilidad a los FODMAP, donde se recomienda ajustar la dieta de forma individualizada.

Por otro lado, quienes han padecido cálculos renales o tienen antecedentes familiares podrían plantearse reducir el oxalato, presente en algunos vegetales, ya que su acumulación está relacionada con este problema. Cocinar u hervir los alimentos ayuda a disminuir su contenido.

En resumen, más que eliminar por completo grupos de alimentos, **se trata de conocer nuestras propias necesidades y adaptar la alimentación de forma razonable y personalizada.**

EL AGUA, LA BASE DE LA VIDA

Si tuviera que hablar de algo esencial en el cuidado de nuestra salud, sin duda comenzaría por **la hidratación diaria.** Puede que suene básico, casi obvio, pero te sorprendería la cantidad de personas que subestiman el impacto del agua en su salud. Y no hablo solo de sentir sed en verano; hidratarse correctamente es fundamental durante todo el año, porque el agua es la base de nuestra vida: **nuestro cuerpo está compuesto aproximadamente por un 60 por ciento de agua,** y cada célula, tejido y órgano depende de ella para funcionar correctamente.

No se trata solo de beber agua sin más. La cantidad de agua necesaria depende de factores individuales como la estación del año, el nivel de actividad física, la sudoración o la temperatura ambiental. **Un mínimo razonable para una**

persona en condiciones normales es entre 1,5 y 2 litros al día, que más o menos es lo que nuestro cuerpo pierde cada jornada solo para mantener funciones básicas. Cuando hace calor, hay humedad alta, se realiza ejercicio intenso, o en situaciones especiales como el embarazo o la lactancia, esta necesidad aumenta significativamente, no solo en líquidos, sino también en minerales y electrolitos, ya que perderlos sin reponerlos puede desmineralizar tu organismo y afectar al funcionamiento de músculos, cerebro y riñones, y al sistema cardiovascular.

La deshidratación, incluso leve, puede ser el origen de múltiples síntomas que muchas veces atribuimos a otras causas. **Fatiga, dolores de cabeza o migrañas, estreñimiento, mareos, calambres musculares, poca orina o de color oscuro, hambre incontrolable, piel seca o boca pastosa** pueden ser señales de que tu organismo no está recibiendo suficiente agua. En la consulta veo con frecuencia el caso de personas que han pasado años tomando medicación para dolores de cabeza o migrañas y que mejoran casi de inmediato al comenzar a hidratarse correctamente y de forma constante.

Más allá de estas molestias inmediatas, la deshidratación repercute de manera sistémica y puede afectar al funcionamiento cerebral, hepático, renal, muscular y a la regulación de la temperatura, comprometiendo incluso tu energía y concentración diaria.

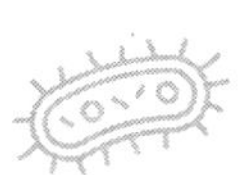
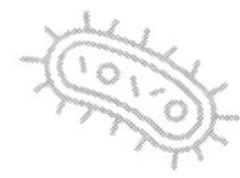
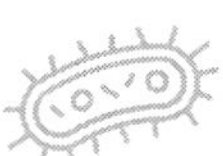

¿Qué agua bebo?

En un mundo ideal, el agua del grifo sería suficiente para mantenernos hidratados de manera limpia y segura. Pero la realidad es que estamos constantemente expuestos a contaminantes: metales pesados, pesticidas y otros residuos que pueden llegar a nuestro suministro de agua. Por eso, **mi recomendación es filtrar siempre el agua que bebemos.** Los métodos más comunes son las **jarras con filtro**, los filtros de **grifo de carbón activo** o la **ósmosis inversa**, que eliminan la mayor parte de las partículas, aunque en este último caso el agua queda muy pobre en minerales y conviene remineralizarla de alguna manera, como por ejemplo con agua de mar (¡tratada, por supuesto!).

Además, aunque a veces se opte por el agua embotellada, ya son muchos los estudios que han confirmado que contiene microplásticos, es decir, partículas derivadas de residuos plásticos que se acumulan en nuestro organismo, donde pueden inducir inflamación, dañar células, afectar a la regulación hormonal y alterar la absorción de nutrientes. Tales partículas actúan también como transportadoras de químicos tóxicos, aumentando el riesgo de efectos negativos sobre la salud a largo plazo.

El sistema de filtrado ideal dependerá de tus necesidades y de la composición de tu agua, algo que pueden analizar empresas especializadas. En cualquier caso, contar con un filtro doméstico ya reduce significativamente la toxicidad del agua y permite hidratarse de forma más segura. Así, evitamos que el agua, base de nuestra vida, se convierta en un factor más de exposición a contaminantes.

Recuerda, **no esperes a tener sed para beber.** Mantener una hidratación constante, con agua de calidad y rica en minerales, es una estrategia preventiva que impacta de manera directa en tu salud y energía. Presta atención a tu cuerpo, adapta la cantidad a tus necesidades y convierte la ingesta de agua en un hábito diario: es un gesto simple, pero con efectos profundos y duraderos en tu bienestar.

MICRONUTRIENTES Y FITOQUÍMICOS, LAS «PEQUEÑAS GRANDES PIEZAS» DE TU SALUD

Cuando hablamos de alimentación antiinflamatoria solemos pensar en los grandes grupos: carbohidratos, grasas y proteínas. Pero en la sombra actúan unos protagonistas mucho más pequeños que marcan la diferencia: los micronutrientes (vitaminas, sales minerales y oligoelementos) y los fitoquímicos.

Aquí es importante aclarar algo: los micronutrientes son esenciales para la vida y, como nuestro cuerpo no los fabrica, debemos obtenerlos de la dieta. Los fitoquímicos, en cambio, no son esenciales en sentido estricto (es decir, puedes vivir sin ellos), pero la ciencia ha demostrado que están íntimamente ligados a la reducción del riesgo de enfermedades crónicas y ciertos tipos de cáncer, el retraso del envejecimiento celular y la modulación de la inflamación. Es decir, no son imprescindibles para sobrevivir…, pero sí para vivir mejor.

Por eso, si hablamos de inflamación crónica, el papel de todos ellos cobra aún mucho más protagonismo. Una carencia sostenida de ciertos micronutrientes puede activar o perpetuar procesos inflamatorios, alterar el sistema inmune, favorecer el estrés oxidativo y aumentar el riesgo de enfermedades metabólicas, digestivas, autoinmunes o cardiovasculares.

Vitaminas, pequeñas pero esenciales

Las vitaminas son como la «chispa» que enciende muchas funciones de tu cuerpo: sin ellas no puedes producir energía correctamente, regenerar tejidos, mantener tus defensas activas ni protegerte frente al daño oxidativo.

El problema es que, aunque parecen fáciles de obtener con una dieta variada, hoy en día hay mucho déficit encubierto (al igual que con los minerales, que explico más adelante). ¿Por qué?

- Porque nuestra alimentación está más basada en procesados que en alimentos frescos (y estos últimos son la principal fuente de vitaminas).
- Porque son muy sensibles al calor, la luz y la oxidación: cuando cocinamos de más, guardamos mucho tiempo los alimentos o los cortamos demasiado antes de consumirlos, una gran parte de las vitaminas se pierde. Por eso, muchas veces obtenemos más cantidad en crudo o con cocciones suaves (al vapor, salteados rápidos, papillote...) que con frituras largas o hervidos prolongados.
- También porque muchas veces las analíticas no reflejan la realidad. La mayoría de las vitaminas ni siquiera se miden en sangre y, aunque se miren, el nivel sérico no siempre refleja la verdadera disponibilidad de esa vitamina desde el punto de vista intracelular, que es donde realmente importa.
- A esto se suma que, cuando existe inflamación, el cuerpo aumenta la demanda de vitaminas, y lo que en condiciones normales «parece suficiente» en este caso se queda corto.

Por todo esto, es más fácil de lo que pensamos sufrir déficits mantenidos en el tiempo, aunque nunca nos los hayan mencionado en una analítica.

Principales vitaminas:

- La **vitamina C** es la más conocida y probablemente la más subestimada. Su papel va mucho más allá de ayudar a que «no nos resfriemos». Participa en la formación de colágeno (es decir, piel, huesos, articulaciones, vasos sanguíneos), potencia la absorción del hierro vegetal, reduce el daño oxidativo y acelera la reparación de tejidos. La encontramos sobre todo en frutas y verduras frescas como el kiwi, los cítricos, las fresas, los pimientos o el brócoli. Es muy sensible al calor, por lo que la mayor parte de su beneficio lo obtenemos en crudo o con cocciones muy cortas o mejor al vapor.
- La **vitamina A**, junto con los betacarotenos, es clave para la vista, la inmunidad y la regeneración de piel y mucosas. Sus fuentes más directas están en el hígado o en los lácteos enteros, pero también la encontramos en forma de betacarotenos en zanahorias, calabaza, boniato o espinacas. La ventaja es que estos pigmentos vegetales se transforman en vitamina A según las necesidades del cuerpo, y además se absorben mejor si los combinamos con algo de grasa saludable, como aceite de oliva o aguacate.
- El grupo de las **vitaminas B** es otro gran olvidado, y sin embargo son el engranaje principal para transformar lo que comemos en energía utilizable. Además, protegen el sistema nervioso y son fundamentales para la formación de glóbulos rojos. Se encuentran en cereales integrales, legumbres, frutos secos, huevos, carnes magras y pescado.

El problema es que el alcohol, ciertos medicamentos y el estrés crónico aumentan su demanda por parte del organismo, lo que hace que la carencia de ellas sea más común de lo que creemos.

- La **vitamina D** merece un capítulo aparte. Se suele conocer como la vitamina «de los huesos», pero en realidad es un potente modulador del sistema inmune, regula la inflamación, influye en la salud cardiovascular, en la regulación hormonal e incluso en el estado de ánimo. Se sintetiza en la piel con la exposición solar, pero cada vez pasamos menos tiempo al aire libre, lo que explica que la mayoría de la población presente valores bajos. Aunque también está en pescados grasos, huevos o lácteos enriquecidos, la dieta no alcanza a cubrir nuestras necesidades. A pesar de que es una de las deficiencias más extendidas, en la práctica clínica se le resta importancia, cuando en realidad tiene un papel crucial en enfermedades autoinmunes, infecciosas y metabólicas.
- La **vitamina E** es uno de los antioxidantes más potentes que existen. Protege las membranas celulares frente al daño oxidativo, frena el envejecimiento celular y ayuda a mantener la piel y los tejidos en buen estado. Se encuentra sobre todo en aceites vegetales de calidad (como el aceite de oliva virgen extra), frutos secos, semillas y aguacate.
- Por último, la **vitamina K** es imprescindible para la coagulación sanguínea y la salud ósea. La encontramos principalmente en verduras de hoja verde como el kale, las espinacas o el brócoli, y también en alimentos fermentados. Igual que ocurre con la vitamina A, se absorbe mejor si la acompañamos de grasa saludable.

Sales minerales y oligoelementos

Cuando hablamos de minerales, mucha gente piensa que solo son «cosas que están en el agua o en las verduras» y que ya los estamos tomando sin más. Pero no. Su función es tan importante que sin ellos, literalmente, tu cuerpo no podría hacer nada.

Imagina que tu organismo es una fábrica enorme con miles de máquinas funcionando a la vez: digerir, pensar, mover músculos, fabricar hormonas, reparar tejidos. Cada máquina necesita una llave para arrancar, y esas llaves son las sales minerales y los oligoelementos.

Sin ellos, las enzimas (que son las herramientas bioquímicas del cuerpo) no pueden ponerse en marcha. Magnesio, zinc, hierro, selenio, cobre, potasio..., todos cumplen un papel clave en funciones como la producción de energía, el sistema inmune, la salud ósea, el sueño o la regulación del estrés.

El problema es que nuestro cuerpo no puede fabricarlos. Provienen necesariamente de los alimentos, y en una dieta moderna cargada de ultraprocesados y baja en frescos es muy fácil quedarse corto.

Fuentes interesantes:

- Verduras de hoja verde, frutos secos, semillas y legumbres.
- Pescados, mariscos y huevos.
- Cereales integrales, cacao puro y agua mineral natural.

Principales minerales:

- **Magnesio:** uno de los que más escasean en la población actual, en parte a causa de las dietas pobres en alimentos integrales y ricas en procesados. El magnesio ayuda a regular el sistema nervioso, el cortisol y el sueño, a la vez que modula el sistema inmune. La falta de este mineral se relaciona con mayor estrés, inflamación, fatiga y problemas digestivos. Lo encontramos en frutos secos, semillas, legumbres, cereales integrales, cacao puro, verduras de hoja verde...

- **Zinc**: esencial para el sistema inmune, la cicatrización y la función de barrera intestinal. También participa en el control del estrés oxidativo. Presente en alimentos como la carne, los mariscos (especialmente las ostras), las legumbres, las semillas de calabaza y los frutos secos.
- **Selenio**: actúa como antioxidante al formar parte de enzimas como la glutatión peroxidasa, clave en la defensa frente al daño celular. También modula la tiroides y la inmunidad. Destacan las nueces de Brasil (una o dos al día cubren el requerimiento de sobra), el pescado y los huevos.
- **Hierro y cobre**: son minerales esenciales que van mucho más allá de prevenir la anemia. El hierro transporta oxígeno en sangre y músculos, y participa en la producción de energía celular, en el metabolismo de nutrientes y en la función inmune, mientras que el cobre ayuda en la formación de hemoglobina, actúa como antioxidante, mantiene el sistema nervioso, el tejido conectivo y la barrera intestinal, y modula la inflamación. Ambos minerales se encuentran en una amplia variedad de alimentos: el hierro abunda en carnes rojas y magras, pollo, pavo, pescados como la sardina, la caballa o el salmón, así como en legumbres, verduras de hoja verde, frutos secos y cereales integrales. El cobre, por su parte, se halla en mariscos como las ostras y las almejas, en el hígado de res, en los frutos secos (nue-

ces, almendras, avellanas), las semillas (sésamo, calabaza), las legumbres, el cacao puro y los cereales integrales.

- **Potasio:** mineral clave para la función muscular y nerviosa, la regulación de la presión arterial y el equilibrio hídrico del organismo. También ayuda a contrarrestar los efectos inflamatorios del sodio en la dieta y a mantener la salud cardiovascular. Se encuentra abundantemente en frutas como el plátano, el melón, la naranja y el kiwi, en verduras como la calabaza, la patata, el boniato, la espinaca y el brócoli, y también en legumbres, frutos secos y semillas.

Fitoquímicos, ese «plus» que tu cuerpo agradece

Ahora vamos con los antioxidantes, que muchas veces también suenan «a moda» pero en realidad son una pieza fundamental de tu salud y de la inflamación.

Piensa en tu cuerpo como una gran ciudad que nunca duerme, en donde millones de células trabajan sin descanso. Y como en toda ciudad activa, su actividad (como cuando tú haces ejercicio, comes, piensas o simplemente estás vivo) genera «residuos» o chispas llamados radicales libres, que deben recogerse y eliminarse a tiempo para que todo siga funcionando con armonía.

Estas chispas son normales, pero si se acumulan en exceso (por mala alimentación, estrés, tóxicos, falta de descanso, exceso o falta de ejercicio, contaminación...) pueden dañar tus células, igual que el fuego puede estropear un motor o quemar un circuito.

Ahí es donde entran en acción los antioxidantes. Son como los bomberos o escudos protectores de tus células: neutralizan esas chispas antes de que causen daño. Es decir:

- Los radicales libres son el fuego.
- Los fitoquímicos (también llamados «antioxidantes») son los que apagan o reducen ese fuego.

Se calcula que existen más de 5.000 fitoquímicos distintos en los alimentos vegetales, y ya puedes imaginar que no los pondré todos (¿te imaginas?), pero sí voy a repasar algunos de los más estudiados, conocidos y relevantes para la salud y la inflamación. ¿Dónde los encontramos principalmente?

- **Polifenoles:** son la gran familia dentro de los fitoquímicos (imagínatelos como un saco gigante). Estos compuestos ejercen una acción antioxidante, antiinflamatoria y anticancerígena, pero algo que me encanta de ellos y por lo que los recomiendo mucho es que, además, **tienen un efecto prebiótico.** Me gustaría mencionar algunos:
    - Flavonoides: un subgrupo dentro de los polifenoles, con un papel destacado en la protección cardiovascular, cerebral e inmune. Entre ellos te destaco estos dos:
        - **Quercetina:** con acción antiinflamatoria, antioxidante y antihistamínica natural (de ahí que pueda ayudar en procesos alérgicos o de histaminosis alimentaria no alérgica). Podemos encontrarla principalmente en las cebollas, las manzanas, el brócoli, la coliflor, el repollo y las bayas.
        - **Antocianinas:** son responsables de los colores azul, morado y rojo intenso en frutas y verduras.

Refuerzan el sistema cardiovascular, protegen la vista y tienen un gran poder antioxidante. Algunos ejemplos son los arándanos, las moras, las cerezas, las uvas negras o moradas, la col lombarda y la granada.

- **Resveratrol:** lo encuentras principalmente en la piel de la uva negra, los arándanos, las moras o las ciruelas.

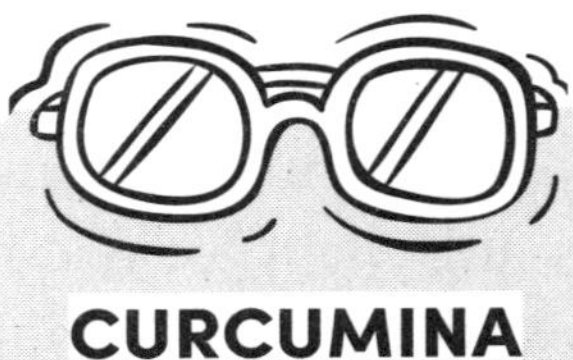

CURCUMINA

Dentro de los polifenoles destaca la curcumina, el pigmento amarillo de la cúrcuma. El respaldo científico de sus beneficios es enorme, se ha estudiado en inflamación crónica, artritis, enfermedades digestivas, alzhéimer e incluso algunos tipos de cáncer.

Eso sí, para absorberla mejor conviene tomarla con pimienta negra y un poco de grasa saludable (por ejemplo, aceite de oliva).

- **Carotenoides:** protegen la vista, favorecen la salud de la piel y reducen el riesgo de enfermedades cardiovasculares y varios tipos de cáncer. Algunos ejemplos:
  - **Licopeno:** se encuentra en tomates, sandía, papaya y pomelo rosa.

Curiosidad: su biodisponibilidad mejora al cocinar el tomate (por ejemplo, en salsa casera con aceite de oliva).

- o **Betacaroteno:** responsable del color naranja de la zanahoria, el boniato o la calabaza. El cuerpo lo convierte en vitamina A, clave para la vista, la piel y la inmunidad.

- **Glucosinolatos:** son compuestos presentes en las verduras crucíferas (brócoli, coles, coliflor, kale, rúcula...), responsables de su sabor amargo característico. Al masticarlos o digerirlos, se transforman en sustancias activas como el sulforafano, un potente antioxidante y antiinflamatorio, activa las enzimas de detoxificación hepática y protege frente a procesos de carcinogénesis y daño celular.

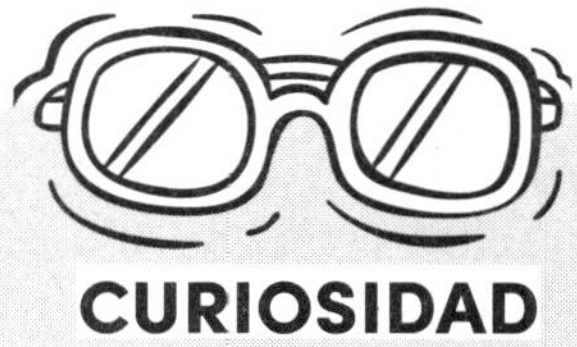

CURIOSIDAD

Los brotes o germinados de brócoli contienen hasta cien veces más sulforafano que el brócoli normal, por lo que son una fuente excepcional para conseguir un aporte extra.

Como ves, no se trata solo de contar calorías ni de mantenerse «delgado» como si eso fuera sinónimo de salud. **Se trata de nutrir al cuerpo, de darle la gasolina que necesita no solo para funcionar correctamente, sino también para prevenir enfermedades, regenerarse y sanar cuando algo no va bien.**

La salud no se mide por una báscula o una talla, sino por cómo funciona tu cuerpo por dentro, cómo te sientes, cómo duermes, cómo digieres, cómo te recuperas. La clave está en alimentarte con consciencia, calidad y respeto, no en perseguir un ideal estético vacío de sentido.

4
EL PLATO SALUDABLE PRÁCTICO

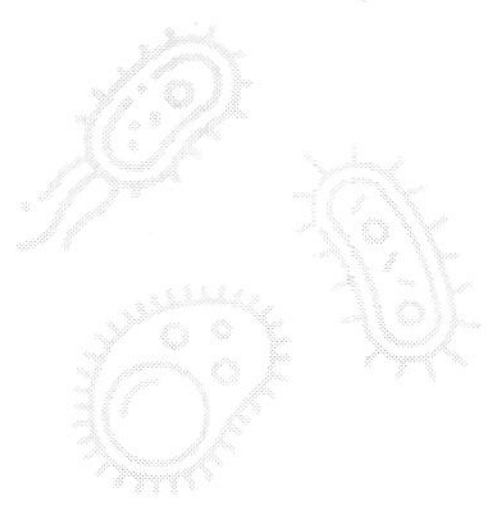

PORQUE COMER EQUILIBRADO Y «SALUDABLE» NO DEBERÍA SER COMPLICADO

Si llevas tiempo teniendo la sensación de que alimentarte de manera saludable es difícil, confuso o poco realista, no estás solo. Vivimos en una época de infoxicación nutricional, donde parece que todo es malo, todo engorda, y solo si sigues al pie de la letra un protocolo perfecto te ganarás la medalla de persona saludable.

La salud va de entender, aplicar con sentido común, disfrutar y mantener a largo plazo.

Uno de los recursos más útiles que podemos usar como punto de partida (pero no como ley y verdad absoluta) es el famoso plato de Harvard. Un modelo visual, sencillo y adaptable, que nos ayuda a visualizar y saber qué alimentos incluir en cada una de las comidas de tu menú semanal para que sean completas y equilibradas, sin olvidar ningún grupo de alimentos.

¿QUÉ ES EL PLATO DE HARVARD?

El plato saludable no es una norma rígida, sino una guía visual que nos ayuda a no olvidar ninguno de los grandes grupos de alimentos, sobre todo al principio: verduras y hortalizas, proteínas de calidad, carbohidratos y grasas. La idea es sencilla: que tu plato esté equilibrado a lo largo de la semana, aunque cada día pueda variar en función de tu contexto.

Pero, claro, la teoría siempre parece muy fácil, pero a la hora de sentarnos a comer entran en juego muchos factores:

- No es lo mismo cocinar para ti solo que para toda la familia (¡y con distintos gustos!).
- No es igual tener tiempo para preparar la comida que llegar tarde de trabajar y querer algo rápido.
- Incluso tu nivel de hambre cambia la ecuación: a veces apetece un plato único contundente, y otras veces prefieres dos platos más ligeros.

El método del plato, o la versión que yo te planteo aquí, no pretende encorsetarte. Lo importante no es la perfección de una comida aislada, sino el equilibrio general de toda la semana.

CÓMO DISEÑAR TU PLATO ANTIINFLAMATORIO IDEAL

Ya que el enfoque de este libro gira en torno a la inflamación, aquí te doy una adaptación del plato saludable para favorecer un entorno antiinflamatorio en tu cuerpo.

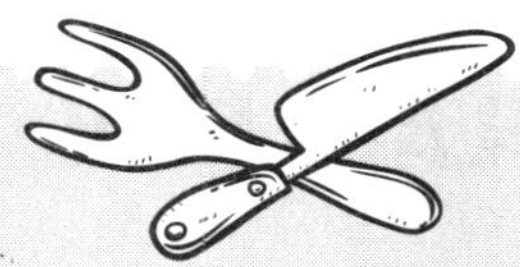

SI HACES UN PLATO

- 50 por ciento de verduras y hortalizas (mejor de hoja verde y crucíferas: brócoli, calabacín, espárragos...).
- 25 por ciento de cereales integrales y/o tubérculos (quinoa, arroz integral, boniato, patata cocida).
- 25 por ciento de proteínas de calidad (pollo, huevo, pescado azul, tofu...).

PLATO DE HARVARD

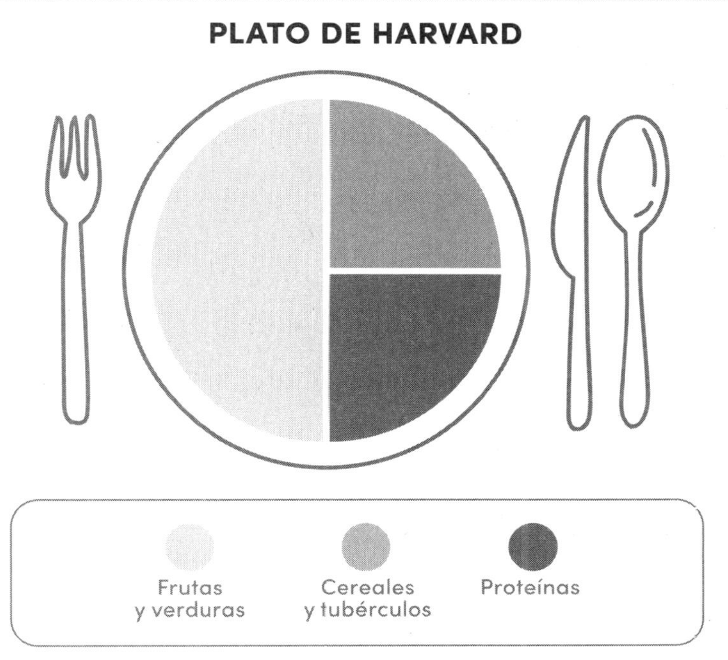

SI HACES DOS PLATOS (te dejo tres ejemplos de combinación)

- Un primer plato de verduras + un segundo con la mayor parte de carbohidrato y un 25 por ciento de proteína.
- Un primer plato que combine verduras y proteína + un segundo donde el protagonista sea el carbohidrato.
- Un primer plato de verduras + un segundo de legumbres, que ya incluyen hidratos y proteína por sí solas.

Sin olvidar las grasas y la fruta en ambas opciones (¡aunque esta puedes tomarla en otro momento del día!).

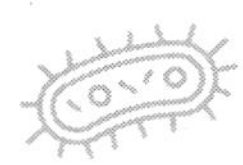
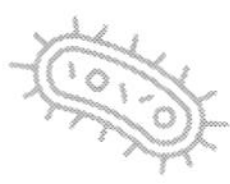
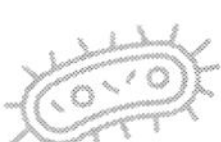

MENÚS

Frutas
y verduras
Cereales
y tubérculos
Proteínas
Legumbres

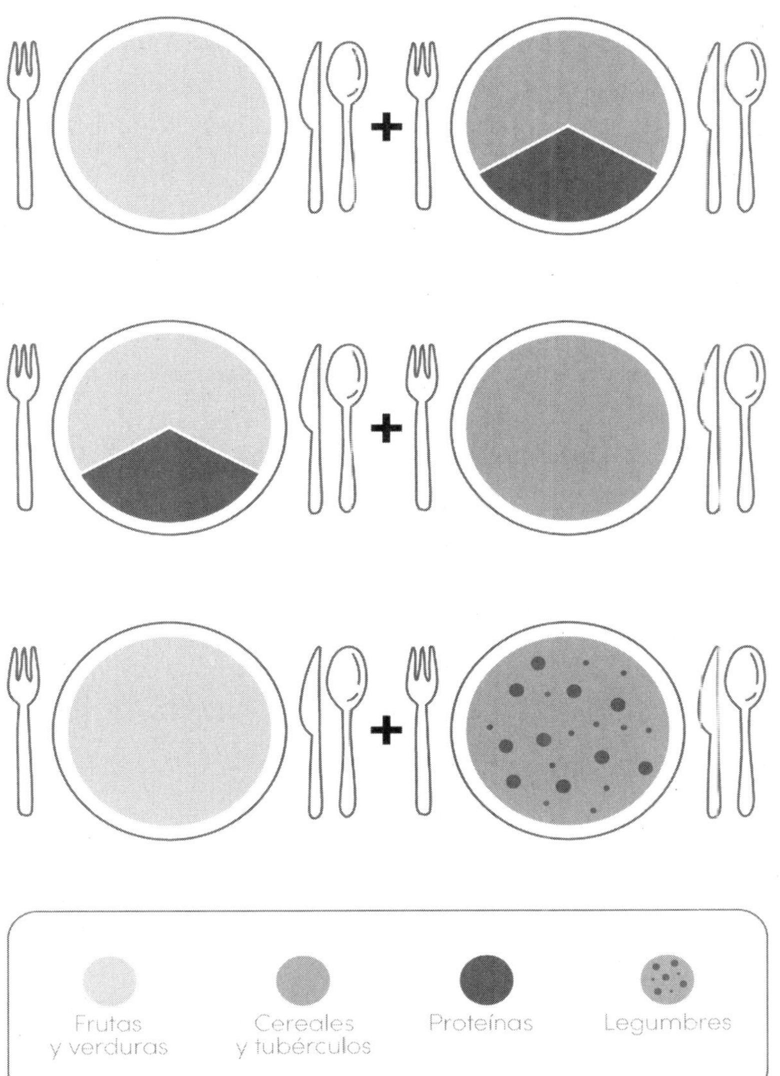

- **Color gris claro: verduras/hortalizas.** Son la base en cada comida. Puedes ponerlas como primer plato (ensalada, judías verdes, crema) o como guarnición (salteado, verduras al horno, pisto). Intenta que sean variadas y aprovecha para cocinar más cantidad y usarlas durante varios días.
- **Color gris oscuro: proteína.** Carne, pescado, marisco, huevo, lácteos, legumbres o derivados (tofu, soja texturizada...). Lo ideal es variar a lo largo de la semana. Puedes cocinar al momento (pollo a la plancha, pescado al horno) o integrarlas en elaboraciones (guisos, salteados, albóndigas). Y si sabes que hay días en los que no tienes tiempo, apóyate en opciones rápidas: huevo cocido, conservas de pescado, quesos frescos.
- **Color gris medio o gris medio con puntitos: cereales, legumbres o tubérculos.** Alimentos ricos en hidratos de carbono (arroz integral, pasta integral, quinoa, trigo sarraceno, cuscús, patata, boniato, pan integral, legumbres).

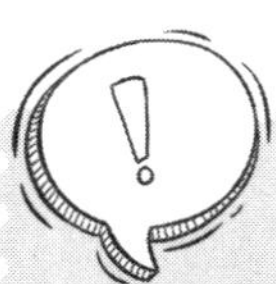

IMPORTANTE

El método también contempla las excepciones.

- Un plato único de legumbres ya es completo, porque aportan proteína e hidratos a la vez, solo le faltaría añadir verduras.
- Un plato único de cereal (como quinoa o arroz integral con verduras) puede encajar, aunque no tenga tanta proteína; no pasa nada si el resto de la semana incluye otras fuentes proteicas. ¡Relax!

Esto son solo ejemplos de que no hay una sola combinación, por mucho que nos lo vendan así. **Eres humano, no un robot, y por eso tu cuerpo cambia, tus necesidades varían** (más aún en casos como la menstruación, una enfermedad, la inflamación crónica, el deporte…) y **no todos los días tu plato tiene que ser igual de «perfecto».**

ENTONCES, ¿QUÉ ES LO IMPORTANTE?

1. Tener una estructura clara que te ayude a decidir sin agobiarte

Saber más o menos cómo debería verse tu plato te da seguridad. No necesitas una regla rígida, sino un mapa mental que te sirva a ti. Tener claridad sobre las ideas básicas también te será útil en el día a día.

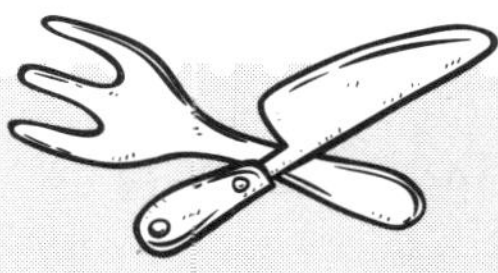

EJEMPLO PRÁCTICO 1

Abres la nevera y encuentras:

- Un par de huevos.
- Restos de arroz de ayer.
- Unos tomates algo maduro.
- Un aguacate.

- Una bolsa de lechuga o un mix de hojas verdes.

Y entonces recuerdas que también tenías en la despensa una lata de anchoas en aceite.

Puedes pensar lo que estos ingredientes te aportan:

- Proteína (huevos o anchoas).
- Carbohidratos (arroz).
- Verdura fresca (tomates, mix de hojas verdes).
- Grasa saludable (aguacate y el propio aceite de las anchoas).

Lo único que tienes que hacer es montarlo en un bol fácil y rápido: arroz + huevos + anchoas + ensalada de tomate, aguacate y hojas verdes.

EJEMPLO 2: TIRANDO DE BOTES Y UNA SARTÉN

Encuentras:

- Un bote de garbanzos cocidos (solo lavar y escurrir).
- Un bote de alcachofas en conserva.
- Un calabacín medio olvidado en la nevera.
- Un poco de jamón serrano (o pavo, o incluso un huevo si no tienes embutido).
- Orégano, sal y pimienta.

Puedes pensar:

- Proteína: garbanzos + jamón.
- Carbohidratos: garbanzos.
- Verdura: calabacín + alcachofas.
- Grasa saludable: aceite de oliva.

Cocina un salteado rápido de garbanzos con calabacín y alcachofas, terminado con taquitos de jamón o un huevo a la plancha. Plato único, completo y con sabor.

2. Que puedas mantenerlo en el tiempo

De nada sirve alimentarte durante dos semanas de forma «perfecta» si luego te agobias, te frustras y abandonas. Esto es lo típico de los retos tipo «seis semanas para desinflamarte» o «cuatro semanas para bajar de peso», funcionan mientras estás motivado, pero no enseñan a crear hábitos sostenibles ni a escuchar tus necesidades reales. El objetivo debe ser aprender a combinar alimentos de forma equilibrada, adaptada a tus rutinas y a tus gustos para que puedas mantener ese estilo de vida sin sentirte atrapado en reglas rígidas o restricciones exageradas.

La constancia vence a la intensidad, y la compasión con el proceso por parte de uno mismo vence a la perfección.

Piensa en esta pregunta cuando empieces con un cambio de hábitos de alimentación (o del tipo que sea): ¿puedo seguir comiendo así dentro de seis meses, en vacaciones o en medio de una semana estresante?

Si la respuesta es «ni de broma», entonces no es sostenible, o quizá en tu caso habrá que empezar de otra manera, ¡ES QUE ES NORMAL! Una alimentación antiinflamatoria no es una dieta de moda que vayas a hacer unos meses porque te encuentras mal y para volver a lo de antes cuando te encuentres mejor. Es una forma de relacionarte con la comida desde el autocuidado, la funcionalidad, el equilibrio y sobre todo (que siempre se nos olvida) el disfrute; poder comer alimentos que nutran tu cuerpo y al mismo tiempo te hagan sentir placer, sin culpa ni estrés.

Pero sabes que si una noche cenas fuera, o hay días que solo puedes prepararte un sándwich rápido, o algún día se te ha olvidado descongelar el pescadito y hacerte las verduritas y tiras de congelados o conservas, ¡tu cuerpo no se viene abajo por eso! Tienes claridad y estructura, y ello te permite adaptarte sin sentirte mal.

3. Tener un buen promedio semanal

Lo que realmente impacta en tu salud y en la inflamación no es lo que haces un día, sino lo que haces la mayor parte del tiempo. Cenar de forma puntual una hamburguesa con patatas fritas no va a «tirar por tierra» todo tu esfuerzo. Lo que marca la diferencia no es una comida aislada, sino el patrón que repites semana tras semana. Ahora piensa: ¿cómo es ese patrón?

El problema aparece cuando dicho patrón se rompe cíclicamente, como les sucede a muchas personas que se cuidan con rigidez de lunes a viernes y el fin de semana lo compensan con excesos (alcohol, azúcar, procesados...) porque sienten que «se lo han ganado». Esta dualidad (restricción extrema más descontrol como recompensa) acaba generando igualmente desequilibrio: digestiones pesadas que no mejoran, cambios bruscos en la glucemia, disbiosis intestinal constante, y hasta puede impactar en el sistema nervioso.

Además, el «todo o nada» crea una relación tensa con la comida, entre semana no nos permitimos ni una mayonesa casera, pero los sábados y los domingos se convierten en vía libre para todo. Esto no solo afecta a tu organismo, también agota mentalmente y rompe la posibilidad de que te alimentes de forma sostenible.

¿Y qué pasa cuando te sienta mal salirte de la rutina? Esta es una señal que no hay que ignorar, pero tampoco dramatizar. Si salir a comer fuera, tomar ciertos alimentos o romper la rutina provoca malestar digestivo, dolor, hinchazón o incluso ansiedad..., conviene investigar un poco más.

En estos casos, puede haber algo detrás:

- Alteraciones intestinales como disbiosis o SIBO (sobrecrecimiento bacteriano en el intestino delgado).
- Intolerancias alimentarias no identificadas.
- O incluso un componente emocional: miedo, culpa o estrés asociados a «romper las reglas» o a volver a consumir ciertos alimentos que llevamos tiempo sin comer y miedo a que nos sienten mal.

Cuando llevas mucho tiempo evitando ciertos alimentos, exponerte puntualmente a ellos puede generar respuestas físicas que no siempre significan que ese alimento sea «malo» *per se*, sino que hay que trabajar poco a poco la flexibilidad digestiva y emocional.

En estos casos, la clave no es evitar aún más, sino entender qué está desajustado y abordarlo con herramientas adecuadas. Así, podrás disfrutar sin miedo y sin que tu cuerpo lo viva como un ataque.

ESTRATEGIAS PRÁCTICAS PARA FACILITARTE LA VIDA EN LA COCINA

La planificación empieza a ser clave cuando te das cuenta de que siempre acabas improvisando con lo más rápido al llegar de trabajar o que nunca tienes ganas de cocinar. Aquí es donde recomiendo mucho el *batch cooking*: dedicar unas horas a la semana a preparar varias bases que luego solo tengas que combinar. Créeme, es el antídoto perfecto contra la trampa de la pereza.

No necesitas ser chef ni pasar dos horas al día cocinando para comer bien. Aquí van trucos sencillos y reales para aplicar ya.

Crea tu menú semanal

Puede que lo primero que te ha venido a la cabeza al leer este título sea «uf, pero ¡qué dice esta! ¿Ahora me voy a poner a planificar lo que voy a comer? ¡Qué coñazo!».

Planificar tus comidas puede ser una herramienta muy útil, especialmente al principio y cuando quieres implicar a toda la familia. Poner «nombre y apellido» a cada comida y cena ayuda a tener claro qué preparaciones necesitas por grupo de alimentos y facilita que todos colaboren y sepan qué toca.

En mi consulta veo que muchas veces las personas no necesitan fijar un menú semanal una vez que tienen clara la frecuencia de consumo de los alimentos base, ya que ya saben qué comer y como adaptarlo a su día a día. De ese modo, poco a poco, vas conectando más con una alimentación intuitiva, conectada con tus sensaciones. Pero, ojo, **cada persona debe elegir el método que mejor le funcione y aprovecharlo al máximo**, ya sea un menú semanal fijo, varias alternativas según la semana o simplemente un esquema orientativo de grupos de alimentos.

Menos fogones, más descanso (cocina de base o *batch cooking*)

Piensa en esto como una guía práctica que puedes tener en mente cada vez que te pongas a cocinar. Yo misma la utilizo siempre porque me facilita mucho la organización durante la semana. Lo más importante es dar protagonismo a verduras, hortalizas, tubérculos, legumbres, cereales y salsas, ya que es lo que requiere mayor dedicación.

A partir de ahí, en función del tiempo que tengas, añade las fuentes de proteína: carnes, pescados, huevos, mariscos o alternativas vegetales como tofu o tempeh. Lo ideal es prepararlas en forma de guisos, estofados, salteados o platos con salsa, que son más fáciles de recalentar y conservar. De todas formas, con la proteína siempre existe la opción de prepararla al momento: a la plancha, al horno o salteada. Pero todo esto dependerá del tiempo del que dispongas, ya que no es lo mismo contar con una hora que con toda la tarde: si solo tienes sesenta minutos, céntrate en lo que más te convenga y sea más práctico para tu logística semanal (verduras y legumbres, por ejemplo) y deja el resto para otro día; si dispones de más tiempo, aprovecha para preparar más variedad.

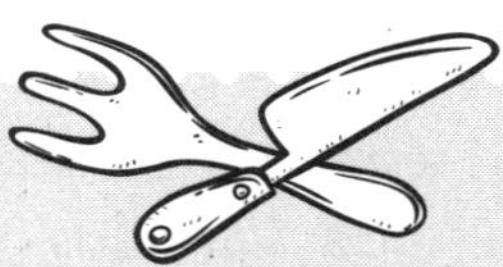

PARA ORGANIZAR LA SEMANA (4-5 DÍAS)

Dependerá del tiempo y de cuántos seáis en la familia, no es lo mismo para una persona que para cuatro.

Opción 1 – más sencilla (si tienes poco tiempo):

- 2 elaboraciones de verduras u hortalizas cocinadas. Ejemplos:
  - Verduras y hortalizas al horno (berenjena, calabacín, pimiento, cebolla).
  - Purés o cremas de verduras (puedes hacer más de la cuenta y congelar).
  - Patata y boniato asados (aprovechando el horno).
- 1-2 guarniciones de cereales. Ejemplos:
  - Arroz integral hervido.
  - Quinoa o trigo sarraceno.

- 1-2 opciones rápidas de proteína. Ejemplos:
  - Huevos hervidos (perfectos para desayunos o para completar un plato).
  - Lentejas con verduras y arroz.

Opción 2 – más completa (si tienes algo más de tiempo):

- Mínimo 3 elaboraciones diferentes de verduras u hortalizas cocinadas. Ejemplos:
  - Puré de calabaza, puerro y zanahoria.
  - Verduras al vapor variadas (brócoli, coliflor o judías verdes).
  - Escalivada (berenjena, pimiento y cebolla asados).
- 2-3 guarniciones de hidratos (tubérculos o cereales). Ejemplos:
  - Boniato al horno.
  - Arroz basmati o mijo.
  - Patata al vapor.
- 1 elaboración de proteína vegetal (legumbres). Ejemplos:
  - Hummus de garbanzos (¡muy versátil!).
  - Lentejas rojas con curri y verduras.
- 2 elaboraciones de proteína animal o derivados vegetales (que se conserven bien). Ejemplos:
  - Albóndigas en salsa de tomate.
  - Pollo guisado con verduras.
  - Caldo de huesos (haz más de la cuenta y congela, ¡es un gran comodín!).

El congelador, tu mejor amigo

Muchas veces pensamos que cocinar de manera saludable requiere mucho tiempo, pero en realidad el congelador puede convertirse en nuestro gran salvavidas. Congelar raciones de guisos caseros, cremas de verduras o incluso caldo de huesos permite tener siempre una comida lista en pocos minutos.

También es muy útil guardar verduras troceadas (como brócoli, espinacas o judías verdes), que puedes añadir a salteados, woks o sopas sin necesidad de descongelarlas antes. Lo mismo ocurre con el pescado: tener lomos congelados de merluza, salmón o bacalao facilita preparar una cena rápida al horno o a la sartén sin complicaciones.

Organizar tu congelador de forma práctica no solo ahorra tiempo, también evita recurrir a opciones procesadas cuando llegas a casa cansado y sin ganas de cocinar.

Platos «comodín» rápidos

Otro recurso muy útil es tener en mente un repertorio de platos «comodín»: **recetas sencillas que puedes preparar en menos de quince minutos con lo que tengas a mano**. Por ejemplo, un wok de verduras con tofu y arroz que aprovecha cualquier resto del frigorífico, o una nutritiva y saciante ensalada templada con legumbres, aguacate y huevo. Incluso una tostada con hummus, rúcula y sardinas puede sacarte de un apuro y darte todos los nutrientes que necesitas.

La clave está en simplificar, no hacen falta recetas sofisticadas, sino saber combinar bien lo que tienes para improvisar platos equilibrados y sabrosos.

Simplifica: no necesitas siete ingredientes raros

Usa los básicos: aceite de oliva virgen extra, sal marina, especias sencillas como orégano, tomillo, pimienta negra o cúrcuma, un buen cuchillo y un horno te permiten preparar platos riquísimos y nutritivos sin complicarte. **A veces, lo más simple es lo que mejor funciona:** unas verduras al horno con un poco de aceite y hierbas aromáticas, una patata cocida con ajo y perejil fresco o un pescado a la plancha con limón pueden ser tan sabrosos como cualquier receta más elaborada.

La clave está en perder el miedo a la cocina sencilla; no necesitas salsas industriales, aderezos envasados ni mezclas con nombres imposibles. Ten siempre a mano ingredientes de despensa como legumbres cocidas, cereales integrales, huevos, botes de conserva de verduras y de pescado, frutos secos o semillas. Con ellos puedes resolver cualquier comida en pocos minutos y de manera equilibrada. Y lo mismo con las técnicas de cocción: hervir, asar, saltear o preparar una crema de verduras no requiere más que una cazuela, una sartén y, en algunos casos, una batidora.

Simplificar es también quitar presión, no hace falta que cada día tu plato sea una obra maestra de Instagram. Lo importante es que cumpla con lo esencial, que te resulte fácil de repetir y que te dé placer. **Cuanto más práctico lo hagas, más sostenible será en el tiempo, y ahí es donde está el verdadero éxito de una alimentación antiinflamatoria.**

5
EL ESTRÉS, EL PIRÓMANO INVISIBLE

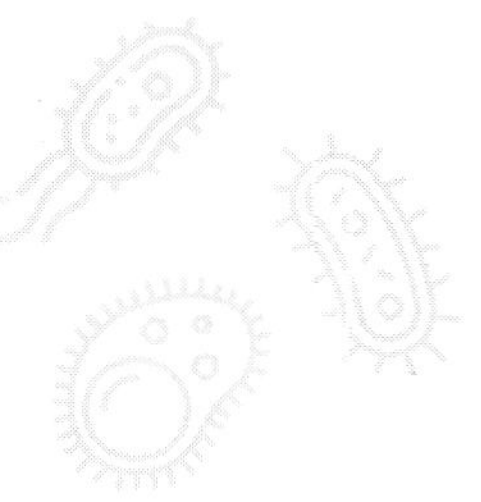

Si algo he aprendido en consulta y en mi propia vida es que la inflamación no empieza ni termina en el plato. ¡Ojalá fuera tan fácil! Por supuesto que la alimentación tiene un papel fundamental, pero sería injusto, e incluso ineficaz, pensar que es lo único que importa. Porque puedes comer perfectamente de forma limpia, ecológica, sin ultraprocesados, evitando el gluten, los lácteos, el azúcar... y seguirte sintiendo mal. ¿Por qué? Porque hay un elemento muchas veces invisible que lo enciende todo: el estrés.

Durante mucho tiempo, yo misma lo subestimé. Pensaba que si comía bien, si tomaba los suplementos correctos, si me hacía las pruebas más completas, lo resolvería todo. Pero mi cuerpo seguía gritando por dentro, y cuando parecía que la cosa funcionaba, ¡zas! Otra vez volvía a estar igual.

Un día lo entendí: no puedes seguir huyendo de ti mismo mientras pretendes curarte. Ese fue mi primer choque con el estrés real. No el de tener la agenda apretada, sino el de querer calmarme y no saber cómo, el de vivir en estado de amenaza continua aunque todo estuviera en calma por fuera. Increíble, ¿verdad?

El estrés no es otra cosa que una respuesta fisiológica que tiene sentido cuando estamos en peligro, pero hoy en día está activado casi de forma crónica. Y lo importante es que no depende solo de lo que vives, sino de cómo lo vives. El cuerpo no distingue entre el miedo a perder un trabajo o la preocupación por si has engordado dos kilos y el miedo real a ser atacado por un león. Para él, todo es una amenaza. Y cuando ese sistema se activa constantemente, todo se altera, tu digestión se enlentece, tus hormonas se desregulan, tu sistema inmune se agota… y sí, la inflamación aumenta.

Cada vez que nos estresamos, nos inflamamos.

Nuestra inflamación no se va a reducir por mucho omega-3 o cúrcuma que tomemos si nuestro cerebro no para de repetirnos: «Ey, tío, que estamos en alerta, ahora mismo no podemos desinflamarnos».

Aquí entra en juego el cortisol, una de las hormonas principales del estrés y del que seguro que ya has oído hablar. Su función es detener la respuesta inmune y controlar la inflamación. Pero cuando el estrés se convierte en crónico, el sistema inmunológico se vuelve resistente al cortisol; entonces, aunque los niveles de cortisol sigan elevados, ya no logran frenar la inflamación.

El resultado es un cóctel peligroso: el cortisol, que debería protegernos, al estar desregulado daña al organismo, lo que altera la permeabilidad intestinal, debilita las mucosas, genera desequilibrios en la microbiota… y eso se traduce en hinchazón, fatiga, cefaleas, ansiedad, brotes en la piel, cambios de humor e incluso problemas autoinmunes.

Además, la ciencia ha demostrado que el estrés psicológico sostenido y las emociones «negativas» (lo pongo entre comillas porque tanto las positivas como las negativas son necesarias, el problema es su desequilibrio) persistentes están directamente relacionados con respuestas inflamatorias e inmunológicas alteradas, que pueden producir enfermedades físicas y mentales o agravarlas. Por ejemplo, en la enfermedad inflamatoria intestinal, el aumento de cortisol empeora la inflamación. Los altos niveles de citoquinas inflamatorias generadas por el estrés afectan al cerebro y están implicados en trastornos como la esquizofrenia. También se han vinculado con enfermedades neurodegenerativas como el alzhéimer.

Ahora bien, no quiero que sientas culpa si reconoces que estás en este punto. Lo último que pretendo es que conviertas la gestión del estrés en otra obligación más de tu lista. No se trata de exigirte más, sino de conocer el funcionamiento de este problema, comprender su impacto, tomar conciencia y responsabilizarnos de nuestro camino. Va de darte permiso y de recordarte que no necesitas cambiar toda tu vida para empezar a calmarte y gestionar tu día a día de otra manera. No hace falta irse a Bali, ni levantarse a las seis de la mañana para meditar una hora, ni hacer noventa minutos de yoga diario. A veces basta con algo mucho más simple, pero sostenido.

Nuestro sistema inmunitario, ese ejército silencioso que patrulla día y noche, no vive encerrado en una burbuja. **Está en contacto directo con todo lo que sentimos, pensamos y vivimos.** Y cuando digo «todo» es todo, desde una conversación incómoda con tu jefe hasta esa preocupación que te acompaña desde hace semanas y que parece no tener solución. La vida emocional y la fisiología no están separadas, son como dos bailarines que se mueven al mismo compás. Esto significa que, **aunque no seamos conscientes, nuestras defensas están respondiendo constantemente a lo que pasa en nuestro mundo**

interno y externo. Esa respuesta puede ayudarnos... o, si se prolonga, acabar debilitándonos. Por ello, para entender cómo el estrés puede transformarse en enfermedad, hay que mirar más allá de la típica creencia de que es sinónimo de «estar nervioso» o de «tener muchas cosas que hacer».

EL EJEMPLO DE LAS CEBRAS

Antes de ponerme técnica, déjame contarte una escena que podría ser perfectamente parte de un documental sobre la naturaleza. Imagina un grupo de cebras pastando tranquilamente en la sabana. El sol calienta, hay hierba suficiente y todo parece en calma. De repente, un león aparece en silencio entre la maleza. En milésimas de segundo, las cebras lo detectan y el grupo entero sale corriendo a toda velocidad. ¡Se lía la marimorena! Carreras, persecuciones y mucho polvo. El león persigue al grupo, elige a una presa y, tras unos minutos, consigue atraparla.

Ahora viene lo interesante: el resto de las cebras, que han escapado, no siguen corriendo durante horas. No se quedan mirando nerviosas a lo lejos, ni comentan entre ellas «madre mía, chicas, ¿qué hacemos si vuelve?», ni se pasan la tarde temblando. ¡Ni por asomo! Pasados apenas unos minutos, vuelven a la hierba, bajan la cabeza y retoman su comida... ¡al lado del mismo león que todavía sigue devorando a su compañera!

Esto, a ojos humanos, parece imposible, ¿verdad? Personalmente, si yo fuera la cebra, correría hasta otro continente y no me detendría hasta que existiera un océano entre el león y yo. Vamos, ¡echando patas hasta que no hubiera un mañana! Pero para ellas no funciona así. Y aquí está la clave: las cebras activan su respuesta de estrés solo durante la amenaza real y, en cuanto esta termina, su cuerpo vuelve al modo de calma. No se quedan atrapadas en la tensión.

Nosotros, en cambio, funcionamos como «cebras humanas» que siguen corriendo aunque ya no haya león. Por eso me gusta llamar al estrés el «pirómano invisible»: no lo ves, pero si no lo reconoces y no consigues que se calme, todo lo que intentes hacer para desinflamar tu cuerpo se quedará a medias. Lo sé porque lo he vivido y lo veo constantemente en la consulta. Cuando empecé a integrar momentos de respiración, pausas conscientes y contacto real con mis emociones, mi digestión cambió más que con cualquier suplemento. Una de las prácticas más simples que recomiendo, aunque es de las que más cuestan al principio (pero no te preocupes, que después te la detallo junto con otras más en un apartado dedicado a ellas), es observar la respiración al menos dos veces al día. Sin cambiar nada, solo observar. Parece tonto, pero es un acto radical en un mundo que todo el tiempo te empuja a correr. Cuando respiras con calma, le dices a tu sistema nervioso: «Estamos a salvo». Y ahí empiezan a cambiar muchas cosas.

¿QUÉ ES REALMENTE EL ESTRÉS?

Empecemos por el principio. El estrés no es, como solemos pensar, una emoción aislada o una simple tensión nerviosa. Es una respuesta biológica de supervivencia que ha permitido que nuestra especie siga existiendo. Se produce cuando nuestro organismo percibe una amenaza y se prepara para afrontarla. Vamos, que si no fuera por el estrés la especie humana se hubiera extinguido hace millones de años.

Esta respuesta es orquestada por una parte fascinante de nuestro organismo que trabaja en la sombra: el sistema nervioso autónomo. Se llama así porque funciona de forma automática, sin que te des cuenta o tengas que pensar en ello. Regula funciones vitales como el latido del corazón, la respiración, la digestión o la presión arterial. No puedes decidir voluntariamente que tu corazón deje de latir o que tus intestinos no trabajen más. Todo eso, por suerte, ocurre fuera de tu control consciente.

Dentro del sistema nervioso autónomo hay dos ramas principales: el sistema simpático y el sistema parasimpático. **Puedes imaginarlos como un interruptor de dos posiciones: cuando uno está encendido, el otro está apagado.** Es imposible que ambos estén activos al mismo tiempo.

- El **sistema simpático** es el modo ON, el acelerador. Se activa cuando percibimos una amenaza y pone al cuerpo en estado de alerta: hace que aumente el ritmo cardiaco, que se acelere la respiración, envía más sangre a los músculos y libera hormonas como la adrenalina y el cortisol para darnos energía de forma inmediata. Es la respuesta de «lucha o huida».

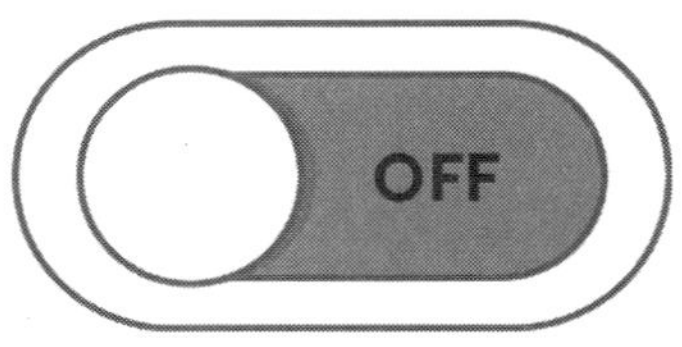

- El **sistema parasimpático** es el modo OFF, el freno. Se activa cuando la amenaza ha pasado, ralentiza el corazón, favorece la digestión, estimula la reparación celular y nos devuelve a un estado de calma. Aquí entra en juego un actor muy importante: **el nervio vago**, una especie de cable biológi-

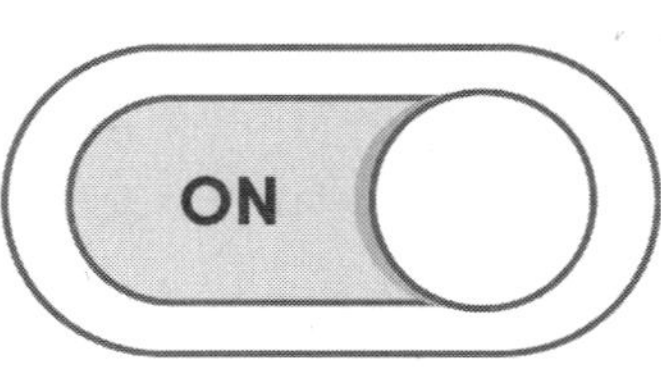

co que conecta el cerebro con gran parte del cuerpo y que ayuda a regular la respuesta de relajación.

Cuando el sistema simpático está encendido, el parasimpático se apaga, y viceversa. Es como si tuvieras que elegir entre conducir a toda velocidad por una autopista o aparcar el coche y apagar el motor: no puedes hacer ambas cosas a la vez.

FUNCIÓN CORPORAL	**Sistema simpático (ON–lucha/huida)**	**Sistema parasimpático (OFF–calma/ recuperación)**
Pupilas	Dilatadas	Contraídas
Salivación	Inhibida (boca seca)	Aumentada
Corazón	Acelera la frecuencia cardiaca	Disminuye la frecuencia cardiaca
Respiración	Relaja los bronquios (respiras más rápido)	Contrae los bronquios (respiras más lento y profundo)
Digestión	Inhibe los jugos gástricos y la motilidad (impide la digestión)	Activa la digestión y las secreciones gástricas
Hígado	Libera glucosa (energía inmediata)	Estimula el almacenamiento de glucosa
Vejiga	Relajada (ganas frecuentes de orinar)	Contraída (control normal de la micción)
Inmunidad	Inhibida	Favorecida

EL PROBLEMA HUMANO: QUEDARNOS CON EL INTERRUPTOR ENCENDIDO

Hubo una época en la que yo creía que estar siempre ocupada era sinónimo de aprovechar el tiempo. Planificaba cada minuto, y si no tenía nada que hacer, me inventaba tareas. Los fines de semana eran maratones de actividades, lo llamaba «disfrutar de la vida», pero en realidad era «vivir en modo automático perpetuo».

Me costaba muchísimo parar. Cuando lo hacía, aparecía una sensación incómoda que no entendía: nerviosismo, inquietud, una especie de vacío. En el fondo, esa incomodidad era mi cuerpo pidiéndome que pasara al modo OFF. Mi interruptor llevaba años atascado en ON. Y como buena «cebra humana», si hubiera estado en la sabana, me habría ido corriendo hasta otra provincia después de ver al león, y probablemente me habría apuntado a un gimnasio en la ciudad para seguir entrenando y poder huir con más rapidez... Ya sabes, por si acaso.

Si volvemos de nuevo al ejemplo de las cebras, cuando aparece un león, su sistema de alerta se enciende para correr y salvar la vida. Pero una vez que el peligro desaparece, el cuerpo vuelve rápidamente al modo de descanso y reparación.

En nosotros, en cambio, las cosas funcionan distinto, ya que no necesitamos un depredador real para activar el estrés, basta con un pensamiento, una preocupación o el recuerdo de una conversación incómoda. Podemos estar tumbados en la cama o sentados en el sofá, y aun así sentir el corazón acelerado, la respiración agitada y todo el cuerpo en «modo supervivencia».

El problema es que, mientras los animales apagan ese interruptor en cuanto el peligro desaparece, los humanos podemos dejarlo encendido durante días, semanas o incluso años. Es como si siguiéramos corriendo mucho después de que el león se hubiera marchado. Y ese gasto continuo de energía no solo nos agota, sino que deja poco margen para funciones vitales como reparar tejidos, fortalecer el sistema inmunitario o digerir correctamente los alimentos. Y, por supuesto, cuando el estrés se mantiene activo casi sin que seamos conscientes de ello, la inflamación también permanece encendida, no se apaga, se cronifica y poco a poco va deteriorando nuestra salud.

ESTRÉS AGUDO VS. ESTRÉS CRÓNICO

El estrés agudo es el que todos conocemos intuitivamente, aparece de forma rápida y desaparece en cuanto la amenaza se resuelve. Imagina que sales de casa con prisas, cruzas la calle y un coche frena bruscamente delante de ti. Sientes un golpe de adrenalina, el corazón se acelera y los músculos se tensan. Es el cuerpo poniéndose en modo supervivencia para que puedas salvarte. Minutos después, cuando ya estás fuera de peligro, todo se calma y vuelves a tu estado normal.

Este tipo de estrés es adaptativo. De hecho, sin él no hubiéramos llegado hasta aquí como especie. Es lo que permitió a nuestros ancestros escapar de depredadores, reaccionar a peligros naturales y protegerse de amenazas inmediatas.

El problema empieza con el estrés crónico. Aquí no hay un león persiguiéndonos, pero nuestro cuerpo reacciona como si lo hubiera... todo el tiempo. Tal vez es una preocupación constante por el trabajo, una relación difícil, la inseguridad económica o incluso el hábito de imaginar escenarios futuros catastróficos. En todos esos casos, el sistema simpático permanece encendido y el parasimpático —el encargado de la reparación y la calma— apenas entra en acción.

Estrés agudo

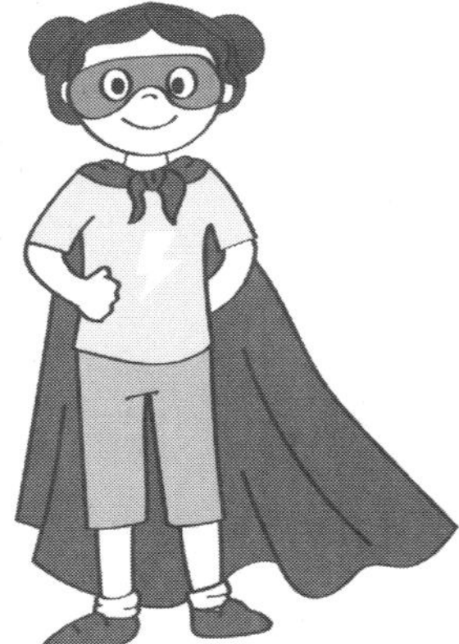

Estrés crónico

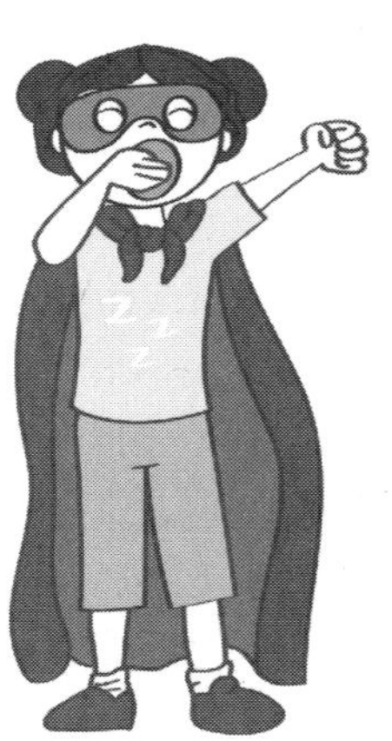

Lo que antes era una reacción puntual para salvarte la vida se convierte en un estado permanente que agota al organismo. El cortisol y la adrenalina, que a corto plazo son útiles, se transforman en enemigos silenciosos cuando están presentes día tras día.

CÓMO AFECTA EL ESTRÉS A CADA PARTE DE TU CUERPO

El impacto del estrés crónico no se limita a que uno se sienta mal o esté cansado, va mucho más allá. A continuación te explico algunos ejemplos.

Sistema hormonal

El gran protagonista cuando hablamos del estrés es un circuito del cuerpo que conecta el cerebro con las glándulas suprarrenales, y que sirve para producir cortisol, la famosa hormona del estrés. El problema es que este sistema no solo regula el cortisol, sino que arrastra consigo a otras hormonas muy importantes, como las que controlan la reproducción, la tiroides y el metabolismo en general.

En las mujeres, cuando el estrés se mantiene mucho tiempo, el exceso de cortisol «apaga» la señal que el cerebro envía a los ovarios para producir estrógenos y progesterona. El resultado es que muchas mujeres dejan de ovular y pueden incluso perder la menstruación durante meses, aunque no tengan ningún problema en los ovarios. Esto ocurre sobre todo en mujeres sometidas a gran presión en el trabajo, que se exceden con el ejercicio o que siguen dietas muy estrictas. Es un mecanismo de defensa del cuerpo: interpreta que no es buen momento para tener un hijo y bloquea la reproducción para ahorrar energía. De hecho, está bien estudiado que este tipo de alteración es una de las causas más frecuentes de infertilidad relacionada con el estrés.

En los hombres sucede algo parecido. El exceso de cortisol reduce la producción de testosterona, que es la hormona clave para la libido, la energía y la formación de esperma. Cuando esto ocurre, los niveles de deseo sexual bajan, el esperma pierde calidad, puede aparecer el cansancio, y hay una disminución de la masa muscular y de la vitalidad en general. Diversos estudios han demostrado que hombres sometidos a estrés laboral crónico tienen espermatozoides menos móviles y en menor cantidad. En otras palabras, el cortisol y la testosterona compiten: cuando el primero está alto, el segundo suele caer.

Pero los efectos del estrés no se limitan a la reproducción. El exceso de cortisol puede alterar la función tiroidea, provocando que la tiroides funcione más lento o más rápido de lo normal (hipotiroidismo o hipertiroidismo), lo que se traduce en síntomas como cansancio, dificultad para concentrarse, cambios de peso o sensación de metabolismo desajustado. Además, el cortisol interfiere con la insulina, dificultando el manejo de la glucosa y aumentando el riesgo de diabetes. También disminuye la hormona del crecimiento, clave para reparar tejidos y mantener la masa muscular.

Sistema digestivo

El cuerpo, al priorizar la «huida del león», inhibe funciones digestivas. Se reduce la producción de ácido clorhídrico y de ciertas enzimas, por lo que aparecen problemas como digestiones lentas, reflujo, hinchazón o estreñimiento. Estudios recientes han confirmado que el estrés crónico modifica la microbiota intestinal, reduciendo las bacterias más beneficiosas y favoreciendo las relacionadas con la ansiedad y la depresión. También aumenta la permeabilidad intestinal (lo que se conoce como «intestino hiperpermeable»); el resultado es que fragmentos de alimentos mal digeridos, bacterias o toxinas pueden pasar al torrente sanguíneo y activar respuestas inflamatorias. Esto explica por qué personas sometidas a estrés crónico suelen desarrollar síntomas como colon irritable, inflamación intestinal o intolerancias alimentarias. Estudios han demostrado que el estrés a largo plazo puede alterar la barrera intestinal incluso sin cambios en la dieta.

Sistema inmunitario

El cortisol sostenido deprime las defensas, por eso es más común enfermarse de resfriados, herpes o infecciones recurrentes en épocas de alto estrés. Paradójicamente, en algunas personas también ocurre lo contrario, el sistema inmunitario se sobreactiva y comienza a atacar al propio cuerpo, contribuyendo al desarrollo de enfermedades autoinmunes como la tiroiditis de Hashimoto, la artritis reumatoide, la esclerosis múltiple o la psoriasis. Estas patologías suelen estar relacionadas con un evento de estrés intenso o una etapa de sobrecarga emocional que desregula profundamente el sistema inmune. También puede manifestarse dolor crónico o tensiones persistentes en hombros, lumbares o cuello, incluso en personas sin lesiones físicas objetivas. De hecho, distintos estudios, como los del doctor Gabor Maté, muestran cómo la carga emocional y el estrés sostenido influyen de manera determinante en la aparición y progresión de múltiples enfermedades.

Algo que también suele pasar mucho es cuando llevas semanas o meses trabajando sin parar, sobreviviendo a base de café y nervios, y justo cuando llegan las esperadas vacaciones te resfrías, te duele la cabeza o hasta te sale un herpes. Tranquilo, no eres el único.

El cuerpo, mientras estás en plena maratón de trabajo, funciona como un coche que va con el motor revolucionado; el cortisol y la adrenalina son la gasolina extra que te mantiene en marcha. Es como si tu organismo pensara: «No podemos parar ahora, hay que aguantar sí o sí». Y, claro, se las ingenia para que no caigas en mitad de la carrera.

Pero cuando llega el ansiado descanso y por fin aparcas el coche... ¡empiezan a sonar todos los ruidos (síntomas) que tu cerebro había estado ignorando! El motor se calienta, las luces del tablero se encienden y aparece de golpe todo lo que estaba escondido. En el cuerpo pasa lo mismo: al bajar de repente el ritmo, el sistema inmune pierde ese empuje y salen los resfriados, las infecciones o el dolor muscular. Es como si tu cuerpo dijera: «Ahora que por fin me das tregua, aprovecho para mostrarte todo lo que estaba acumulado».

Esto no es casualidad ni sugestión. No es que las vacaciones (o los fines de semana) enfermen, sino que el organismo aprovecha el descanso para pasar factura después de semanas o meses de sobrecarga.

Cerebro y emociones

El exceso de cortisol daña el hipocampo, una región clave para la memoria y el aprendizaje, y estimula de forma excesiva la amígdala, la zona relacionada con el miedo y la ansiedad. Esto se traduce en niebla mental, despistes, falta de concentración y cambios bruscos de humor. Varios estudios demuestran que en tal estado se reduce la capacidad de tomar decisiones claras y aumenta la tendencia a tener pensamientos negativos recurrentes. En pocas palabras: el estrés prolongado cambia literalmente la arquitectura del cerebro.

Y no solo hablamos de lo que pasa dentro de la cabeza, el cuerpo también refleja este tipo de problemas.

- **Marcadores somáticos del estrés:** el cuerpo habla cuando la mente calla. Tensión en la mandíbula, cuello rígido, hombros encogidos, manos sudorosas o apretadas, cefaleas tensionales, malas digestiones, estreñimiento o diarrea son avisos de un sistema simpático demasiado activo. Incluso la hipersensibilidad a ruidos fuertes o la incapacidad de seguir conversaciones normales puede ser un signo de que el cerebro sigue atrapado en estado de alarma.

- **Alteraciones cognitivas:** la memoria y la concentración se ven directamente afectadas. ¿Te ha pasado que has ido a otra habitación y te has olvidado de lo que querías coger? Ese «vacío» mental es un ejemplo de cómo, bajo estrés constante, el cerebro prioriza la supervivencia frente a la memoria o el razonamiento lógico.

Ahora entiendes por qué, aunque sigas una alimentación «perfecta», tomes los suplementos de moda que prometen que te desinflamarás y te esfuerces al máximo en el gimnasio, puedes seguir manteniendo altos niveles de inflamación. Tu cuerpo no responde solo a lo que comes o a cuántas calorías quemas, sino también a la forma en la que percibe y procesa el mundo que te rodea. Si tu sistema nervioso sigue recibiendo señales de amenaza constantes, de poco sirve que intentes apagar el fuego con antioxidantes o proteínas: la hoguera continúa viva porque el interruptor del estrés no se ha apagado.

EL PAPEL DEL NERVIO VAGO

El nervio vago es como un gran cable maestro que nace en la parte baja del cerebro, por la zona de la nuca, y de ahí desciende por ambos lados del cuello, pasa detrás de las clavículas y el esternón, y se mete por el pecho. En su recorrido va mandando ramificaciones al corazón, a los pulmones, al estómago, a los intestinos..., incluso tiene conexiones con la cara, las orejas y los ojos. Es tan largo y con tantas ramas que parece una red de espías que están siempre recogiendo información de lo que pasa en el cuerpo y llevándola al cerebro, pero también transmitiendo órdenes de calma, reparación y equilibrio.

Gracias a él podemos entrar en lo que se llama «modo descanso y digestión»: el corazón baja las revoluciones, la respiración se hace más tranquila, los músculos se relajan y el aparato digestivo arranca para hacer bien su trabajo. **El nervio vago incluso se encarga de apagar la inflamación cuando ya no es necesaria.** Si no fuera por él, estaríamos siempre acelerados, con taquicardia, sin poder digerir bien, con el cuerpo contracturado e inflamación permanente.

Lo interesante es que este nervio no solo conecta con los órganos, sino también con la cara. Cuando fruncimos el ceño o ponemos un gesto de tristeza, esa tensión muscular manda al cerebro el mensaje de que estamos ansiosos o enfadados. Y al revés, si sonreímos, el cerebro lo interpreta como que todo va mejor (¡el gran poder de la sonrisa!). Por eso se dice que la cara es una de las zonas con mayor conexión neuronal con el cerebro; lo que hacemos con ella puede cambiar nuestro estado interno. Así que ¡a sonreír!

El nervio vago es también el puente entre el intestino y el cerebro. Seguro que has sentido mariposas en la barriga cuando estabas nervioso o, al revés, el estómago revuelto cuando te han dado una mala noticia. Esa clase de comunicaciones van en gran parte por el nervio vago, y explican por qué lo que pasa en el intestino afecta tanto al ánimo y a las emociones.

¿Y qué sucede cuando este nervio se debilita o no funciona bien? Se dice que hay un «tono vagal bajo», y eso significa que el cuerpo tiene más dificultad para relajarse, para conseguir que descienda el ritmo cardiaco, para digerir bien los alimentos, hay más tendencia a sufrir contracturas o se hace complicado controlar la inflamación. Entonces aparecen problemas como la ansiedad, la depresión, las digestiones pesadas, la inflamación crónica, incluso dificultades para dormir o respirar de forma fluida. Es como si ese interruptor natural de calma se hubiera quedado flojo o medio apagado.

Estimular el nervio vago es, en otras palabras, aprender a encender el modo OFF de nuestro sistema nervioso.

La buena noticia es que el nervio vago se puede entrenar y estimular, como si fuera un músculo. Aquí tienes algunas maneras sencillas de activarlo y por qué funcionan:

- **Respiración diafragmática y profunda.** Cuando respiramos despacio y llevando el aire al abdomen, el diafragma masajea el nervio vago en su recorrido. Eso manda una señal de calma al cerebro y ayuda a bajar la frecuencia cardiaca, relajar los músculos y mejorar la digestión. Yo lo llamo mi «botón de pausa» interno, porque con solo unas respiraciones profundas siento como si le bajara el volumen al ruido de fuera.
- **Cantar, tararear o recitar en voz alta.** El nervio vago pasa por la garganta y la laringe, así que al usar la voz lo estamos estimulando directamente. Por eso cantar en la ducha (aunque desafines como yo), tararear mientras cocinamos o incluso recitar mantras (el famoso Om) puede activar la respuesta de relajación.
- **Exposición a agua fría.** Mojarse la cara con agua fría o incluso sumergirla unos segundos activa reflejos nerviosos

que estimulan el vago. Esto ayuda a bajar la frecuencia cardiaca, regular la respiración y darle al cuerpo un *reset* de calma. No hace falta que te metas en cubos de hielo si no quieres o no aguantas, basta con aclararte con agua fría poco a poco, de abajo hacia arriba, cuando termines de ducharte. Era algo que antes no soportaba y ahora ¡noto que me espabila más que un café!

- **Movimiento suave, yoga y meditación.** Las posturas de apertura, el estiramiento consciente y la práctica de atención plena activan al nervio vago porque combinan respiración profunda con calma mental. Además, reducen el tono simpático (el sistema de «alarma»).
- **Risa y conexión social.** Reírse de verdad, de esas carcajadas que casi hacen que te duela la tripa, estimula los músculos de la cara y la garganta, conectados con el vago. Además, la risa reduce el cortisol y genera endorfinas, lo que refuerza la sensación de seguridad. También lo hace una conversación agradable, un abrazo o sentirte escuchado. Yo siempre digo que reír con alguien es mejor que cualquier medicina.
- **Fisioterapia o osteopatía.** Muchas veces, tensiones en el cuello, el diafragma o la caja torácica dificultan el buen funcionamiento del nervio vago. El trabajo de fisioterapia u osteopatía puede liberar estas zonas, mejorar la movilidad y favorecer que el vago haga bien su recorrido. Es especialmente útil en personas con digestiones pesadas, bloqueos respiratorios o dolor crónico asociado a estrés, entre otras muchas afecciones.

Si quieres profundizar mucho más en este tema, te recomiendo a **Antonio Valenzuela**, fisioterapeuta, y su libro *Esti-*

mula tu nervio vago, no solo por ser un gran profesional, sino también una bellísima persona.

PEQUEÑOS PASOS PARA EMPEZAR A GESTIONAR EL ESTRÉS

Gestionar el estrés es un mundo entero, y no se resuelve con tres frases motivacionales ni tampoco leyéndote este libro, ni diez más. Pero sí puede dejarte una semillita para que tomes consciencia y empieces a probar nuevas maneras de hacer las cosas. A veces no se trata de encontrar *la* técnica perfecta, sino de experimentar con pequeños cambios que, repetidos en el tiempo, pueden abrir la puerta a transformaciones mucho más profundas.

Por supuesto, hay algunos puntos importantes que ya hemos comentado anteriormente y otros que iremos desarrollando más adelante, como **la alimentación, el descanso o el ejercicio físico.** Todos ellos forman parte de una base sólida para que cualquier técnica de manejo del estrés pueda realmente sostenerse y dar frutos en el día a día.

Ten en cuenta que no vas a notar cambios duraderos por hacer algo una sola vez. Ya sabes lo que se dice de que para conseguir implementar un hábito se necesitan 21 días. En realidad, se ha visto que se necesitan unos 66 días para que una acción se vuelva automática, aunque el rango iba desde los 18 hasta los 254 días, según la persona y el hábito. Pero vamos, que tú y yo ya sabíamos que implementar un nuevo hábito no es cosa de «x» días y que dependerá de muchos factores. Esto significa dos cosas:

1. No te frustres si no sale perfecto a la primera.

2. Lo importante es la repetición, no la intensidad inicial.

Por eso, aquí no voy a darte una lista infinita de «cosas que hacer». Te propongo tres pasos (que sé que no siempre son fáciles, pero sí posibles) para empezar a rebajar, gestionar o minimizar los efectos del estrés. Mi recomendación es que elijas uno, lo integres y, cuando te salga más natural, añadas el siguiente. Si te quedas con uno solo y lo haces tuyo, ya estarás ganando.

Algunas de las herramientas más efectivas son:

1. Respira

La respiración es la puerta de entrada más directa que tenemos para influir en nuestro sistema nervioso. Respirar es obvio y necesario, sin ello no sobrevivimos, pero **no basta con hacerlo de cualquier manera**. Una respiración disfuncional, mantenida en el tiempo, puede alterar nuestro equilibrio físico y mental.

Cuando respiramos rápida y superficialmente (como ocurre de forma automática en situaciones de estrés), el cerebro interpreta que estamos en peligro. Esto activa el sistema nervioso simpático (el famoso modo «lucha o huida»), liberando cortisol y adrenalina. Por el contrario, cuando respiramos lento, profundo y por la nariz, activamos el sistema parasimpático, el modo «descanso y digestión», y el corazón se calma, los músculos se relajan y la tensión arterial disminuye.

¿CÓMO DEBERÍAMOS RESPIRAR?

La respiración funcional es **nasal, diafragmática, lenta y silenciosa**. Inhalamos y exhalamos siempre por la nariz (no por la boca) porque:

- La nariz filtra, humedece y calienta el aire.
- Facilita que el diafragma trabaje, favoreciendo una respiración profunda y completa.
- Mejora el intercambio de oxígeno y la regulación del CO_2.
- Activa de forma natural el nervio vago, ayudando a bajar la inflamación.

Y ahora dirás: «Uy, no, yo no tengo ese problema, yo respiro bien y por la nariz». Y oye, que puede que sea verdad, que no te quiero llevar la contraria, pero solo para entrar un poquito más allá te cuento mi toma de conciencia con la respiración y la gran sorpresa que me llevé. Llevo más de catorce años practicando yoga (obtuve el título de profesora de vinyasa en 2018, aunque no me dedico a ello) y dentro de la práctica tenía muy integrado que debía inhalar y exhalar por la nariz, con conciencia. El problema era fuera de la esterilla, en la oficina, con prisas, con el estrés del día a día, mi respiración se volvía superficial, entrecortada, con apneas (falta de aire) constantes... Esto no me lo había planteado nunca, yo pensaba que respiraba genial, pero la cosa cambiaba en cuanto mi modo «simpático» tomaba el protagonismo. Fui consciente de ello cuando hice un trabajo profundo en respiración de la mano de mi pareja, Yago Quintans (instructor en respiración funcional, maestro en reiki y profesor de chi kung o qi gong).

Descubrí que mi cuerpo había entrado en un círculo vicioso, el estrés alteraba mi respiración y esa respiración alterada aumentaba mi estrés. Incluso muchos bostezos al final del día no eran por el cansancio, como yo creía, sino un signo de que mi cuerpo pedía oxígeno de forma adecuada.

Lo que aprendí de todo esto es que **nuestra respiración no es solo un reflejo automático, sino un mecanismo que podemos observar y entrenar**. Revisar cómo respiramos puede sorprendernos, porque muchas veces creemos «respirar bien» y, fuera de contextos de práctica consciente como el yoga, nuestra respiración se ve afectada por el estrés, la ansiedad o la presión del día a día. Por eso siempre recomiendo prestar atención a la respiración; incluso unos minutos de consciencia respiratoria al día pueden marcar una gran diferencia en cómo nos sentimos.

Este simple cambio en el ritmo respiratorio puede incluso reducir los niveles de inflamación, porque, al bajar el estrés, el cuerpo deja de producir tantas citoquinas proinflamatorias. Y aunque parezca algo demasiado simple para ser efectivo, la ciencia lo respalda: algunos estudios muestran que practicar respiración lenta durante unos minutos al día mejora la variabilidad de la frecuencia cardiaca, un marcador directo de resiliencia al estrés, y disminuye los síntomas de ansiedad.

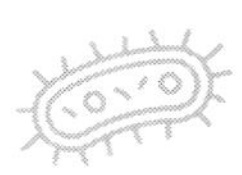
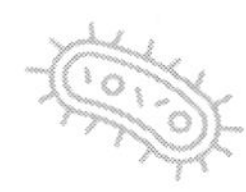
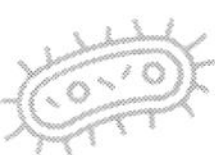

EJERCICIOS PRÁCTICOS

Ejercicio 1: Respiración de la caja (box breathing)
Es un método utilizado para calmar la mente y equilibrar el sistema nervioso, ideal para momentos de estrés o para antes de iniciar una actividad que requiera concentración.

- Adopta una postura cómoda (si estás sentado o de pie, con los pies apoyados en el suelo y la espalda recta pero relajada) o túmbate boca arriba con los brazos relajados a los lados.
- Cierra los ojos y realiza un escaneo rápido de tu cuerpo: hombros, cuello, mandíbula y manos. Observa cualquier tensión y relájala conscientemente.
- Imagina una «caja» en tu respiración con cuatro lados iguales. Cada lado corresponde a una fase: inhalar, retener, exhalar y volver a retener.
- Inhala suavemente por la nariz contando hasta cuatro, sintiendo cómo el abdomen y el pecho se expanden.
- Mantén el aire dentro contando hasta cuatro, sin forzar la respiración.
- Exhala lenta y completamente por la boca contando hasta cuatro.
- Mantén los pulmones vacíos contando nuevamente hasta cuatro antes de iniciar el siguiente ciclo.

→ Repite este ciclo entre cuatro y seis veces, ajustando el conteo de la forma en que te sientas más cómodo.

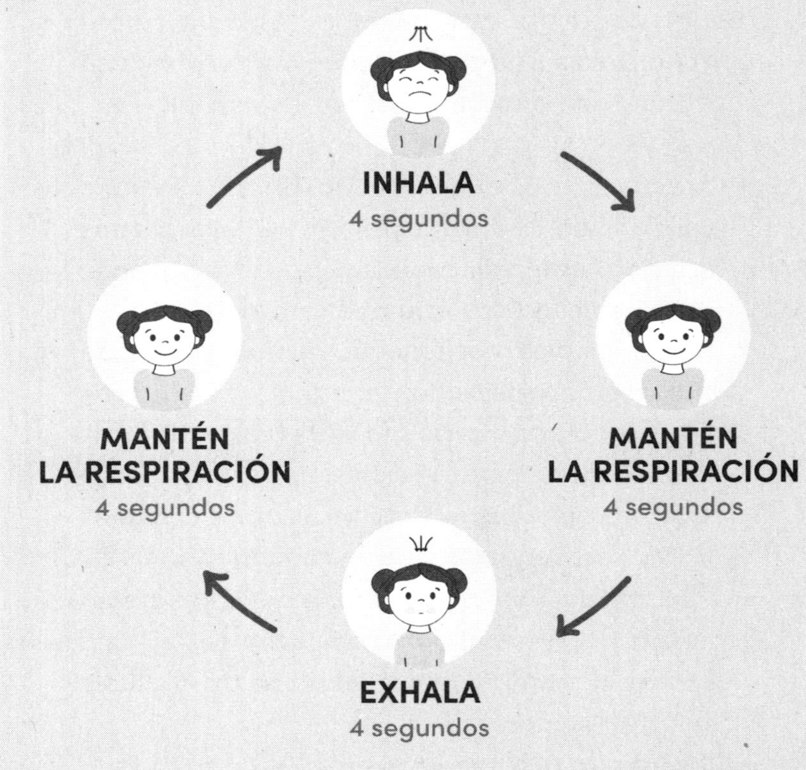

Ejercicio 2: Pausa de un minuto

Este sencillo ejercicio sirve para reconectar con tu cuerpo y tus emociones en cualquier momento del día, favoreciendo la conciencia de tu estado físico y mental. Permite crear un espacio de pausa, tomar conciencia de cómo te encuentras y reducir la reactividad emocional frente a situaciones estresantes.

- Adopta una postura cómoda (da igual si estás sentado o de pie), con los pies apoyados en el suelo y la espalda recta pero relajada.
- Cierra los ojos suavemente y sé consciente de cómo estás respirando: ¿rápido?, ¿de forma entrecortada?, ¿te cuesta mantener el ritmo? También puede que notes en otras partes del cuerpo dolores, molestias o tensión que antes ni habías percibido porque no te habías parado a fijarte.
- Inhala suavemente por la nariz, sintiendo cómo se expande tu abdomen y tu pecho.
- Exhala lentamente por la nariz, soltando cualquier tensión acumulada.
- Repite este proceso tres veces, llevando toda tu atención únicamente a la respiración.

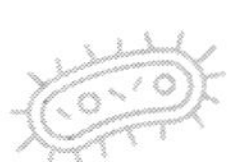
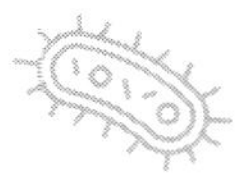
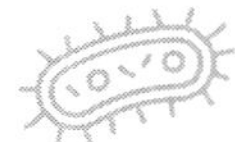

2. Meditación sin presión

Cuando pensamos en la meditación, a muchos se nos viene la imagen de un monje sentado en la posición del loto durante horas. Pero meditar no es eso (o no solo eso, porque sí que es verdad que hay personas que se dedican a meditar durante largos periodos de tiempo).

Meditar es entrenar tu atención.

La mayoría de las personas que dicen «yo no puedo meditar» lo han intentado de la manera más difícil: sentándose veinte minutos, cerrando los ojos y esperando que la mente se quede en blanco. ¡MISIÓN IMPOSIBLE!

Aún recuerdo mi primera clase de yoga, allá en el año 2007. Al final de la sesión, cuando llega la parte de savasana (para los que no sepan qué es, es una asana o postura de yoga que se realiza al final de una sesión para liberar la tensión muscular y calmar el sistema nervioso, permitiendo una profunda relajación y recuperación), recuerdo que solo fui capaz de aguantar dos minutos y que me sentí tan incómoda en esa paz y quietud que tuve que levantarme e irme. Y no fue solo en esa primera clase; en muchas después no llegaba ni a tumbarme, sino que directamente me iba a casa. El argumento que yo daba era que «ese momento de relajación no es para mí, yo soy más de movimiento». Ay, si mi yo de ahora hablara con mi yo de antes, ¡cuántas cosas le diría!

Sin saberlo, ya me había puesto a mí misma una etiqueta: «La que no para, la que no necesita silencio, la que siempre está en acción». Nos hacemos una idea preconcebida y nos identificamos con ella como si fuera nuestra esencia, cuando en realidad muchas veces es solo una estrategia para no quedarnos a solas con lo que hay dentro.

En mi caso, evitaba cualquier momento de silencio que pudiera hacerme encontrarme conmigo misma, con mis emociones, con mis pensamientos, con ese ruido interno que no quería escuchar. No entendía que esa incomodidad era justamente la señal de que ahí había algo que atender, y que huir de esos momentos no hacía que desaparecieran..., solo que quedaran pendientes, acumulándose.

Con el tiempo comprendí que no era la quietud lo que me incomodaba, sino lo que aparecía dentro de ella. Y esto es lo que pasa hoy en día: vivimos en «modo automático», reaccionando a estímulos sin darnos cuenta. Esto mantiene la mente dispersa y el cuerpo en alerta constante.

La meditación es justamente lo contrario, interrumpe este piloto automático y nos ayuda a observar lo que sentimos, pensamos y hacemos con más claridad. Al meditar de manera regular, no solo reducimos esa hiperactividad mental, sino que también fortalecemos la corteza prefrontal, el área del cerebro encargada de regular las emociones y tomar decisiones de manera más consciente.

A nivel cerebral, estudios con técnicas de resonancia magnética han demostrado que la meditación regular reduce la actividad en la amígdala (centro del miedo y la ansiedad) y fortalece la corteza prefrontal (zona asociada al control emocional y la toma de decisiones). También aumenta la producción de neurotransmisores como la serotonina y la dopamina, que mejoran el ánimo y la motivación.

La realidad es que la meditación no es apagar la mente (eso sería como decir que correr es «apagar las piernas»). **La mente piensa por naturaleza**, igual que los pulmones respiran. La meditación es un entrenamiento de la atención para **aprender a darte cuenta de lo que está pasando en tu cuerpo y en tu mente, y elegir dónde poner tu enfoque y energía, en vez de reaccionar automáticamente.**

Lo más interesante, al contrario de lo que la mayoría cree, es que si meditas no hace falta mucho tiempo para empezar a ver cambios. Incluso sesiones de 5-10 minutos pueden generar mejoras en el estrés y la concentración.

Cuando entrenas tu atención, tu sistema nervioso se regula. Se ha demostrado que la práctica meditativa repetida:

- Reduce la actividad de la amígdala (la zona del cerebro que reacciona al miedo y al estrés).
- Fortalece la corteza prefrontal, que es la que te ayuda a tomar decisiones y regular emociones.
- Aumenta la densidad de materia gris en áreas relacionadas con la memoria, la autoconciencia y la empatía.

Todo esto ocurre porque meditar activa el sistema nervioso parasimpático, que, además de favorecer el descanso y la digestión, también contrarresta al estrés, de modo que se reduce el cortisol, se optimiza la función inmune y se favorece la reparación celular.

En términos de inflamación, varios estudios han mostrado que la meditación regular puede reducir marcadores inflamatorios como la proteína C-reactiva (PCR) y las interleucinas proinflamatorias.

Aunque parezca algo abstracto, la meditación es un potente modulador de la inflamación porque regula directamente el eje cerebro-intestino-inmunidad.

- Al bajar los niveles de cortisol, reduces la permeabilidad intestinal («intestino permeable»), que es uno de los grandes disparadores inflamatorios.
- Al calmar el sistema nervioso, mejoras la diversidad de la microbiota, que a su vez produce metabolitos antiinflamatorios como el butirato.
- Al dormir mejor gracias a un sistema nervioso más regulado, favoreces la reparación nocturna de tejidos y el control del dolor.

Minipausas, una manera de empezar

Como vengo diciendo, si nunca has meditado o llevas años en un estado de estrés alto, pasar de cero a veinte minutos de meditación diaria es como querer correr una maratón sin entrenar; tu cuerpo y tu mente simplemente no están preparados para hacer ese esfuerzo de golpe.

Incluso si ya tienes cierta rutina de meditación, durante fases de estrés agudo lo más recomendable es empezar por ejercicios de respiración sencillos que te traigan al presente y ayuden a calmar un poco tu sistema nervioso, es decir, que te «bajen a tierra». Solo después de reconectar con ese estado más estable, tu mente estará lista para sumergirse en la meditación. Intentar meditar cuando estás a mil por hora es como intentar concentrarte en un libro mientras un huracán atraviesa la habitación: habrás hecho un esfuerzo, pero los resultados serán frustrantes.

Aquí es donde entran las minipausas conscientes: momentos breves (30 segundos a 2 minutos) en los que simplemente paras y observas. No hay posturas especiales, ni velas, ni música obligatoria, solo una interrupción en el piloto automático.

Estas pausas tienen varios beneficios inmediatos:

1. Interrumpen la espiral del estrés antes de que suba más.
2. Oxigenan el cerebro y mejoran la claridad mental.
3. Relajan la musculatura (especialmente cuello, hombros y mandíbula, donde acumulamos tensión).
4. Te entrenan en estar presente, lo que prepara el terreno para una meditación más larga.

Piensa en las minipausas como microentrenamientos de la atención. Igual que un músculo se fortalece poco a poco, tu capacidad de estar presente también. Empieza por 5 minutos al día; no necesitas más para empezar a notar cambios.

- Cuándo: puedes elegir el momento, pero por la mañana antes de mirar el móvil o por la noche antes de dormir suele ser lo ideal.
- Ejercicio simple: siéntate de manera que estés cómodo, cierra los ojos y enfoca tu atención en el aire entrando y saliendo por tu nariz. Si aparece un pensamiento, no lo persigas, simplemente vuelve a la sensación de respirar.
- Objetivo: no es «no pensar», sino darte cuenta de qué estás pensando y volver al presente.

Ejercicios fáciles para empezar

1. Minipausa de respiración (30 segundos)

→ Detente donde estés (en la oficina, en casa, incluso en el baño).

- → Cierra los ojos si puedes (ni se te ocurra mientras conduces, ¡por si acaso!).
- → Toma 3 respiraciones profundas por la nariz, sintiendo el aire entrar y salir.
- → Al exhalar, relaja hombros y mandíbula.

2. Escaneo corporal exprés (1 minuto)

- → Siéntate o quédate de pie, pero inmóvil.
- → Lleva tu atención a los pies y sube mentalmente por piernas, abdomen, pecho, brazos, cuello y cabeza.
- → Observa si hay tensión. Si la hay, simplemente respira hacia esa zona.

3. Meditación (5 minutos)

- → Siéntate en una postura cómoda, espalda recta pero sin rigidez.
- → Enfócate en la respiración, preferiblemente por la nariz.
- → Cada vez que notes que tu mente se ha ido (y se irá muchas veces), suavemente regresa a la respiración.

Lo ideal es que estas pausas se repitan varias veces al día. Como ya te sugerí con el ejercicio anterior, puedes hacerlo:

- Antes de responder un mensaje que te irrita.
- Antes de empezar a comer (muy recomendable siempre).
- Cuando terminas una tarea.

Con el tiempo, cuando ya no te resulte raro detenerte, puedes ampliar una de esas pausas a 5 minutos, luego a 10, y así progresivamente.

La clave aquí no es la perfección ni la disciplina militar, sino crear un nuevo reflejo: que tu cuerpo y mente se acostumbren a «frenar» y bajar revoluciones.

3. Silencio y descanso digital

Hoy vivimos en una sociedad hiperconectada, donde estar delante de una pantalla se ha convertido en un hábito casi constante. A nivel global, en 2020 se estimaba que las personas pasaban un promedio de **6 horas y 40 minutos al día conectadas a internet**, y alrededor de **2 horas y 21 minutos en redes sociales**. En España, las cifras eran un poco más bajas, con unas 5 horas diarias en internet, cifra que desde mi punto de vista sigue siendo alarmante, ya que, si lo piensas, es pasarse alrededor del 30 por ciento del día conectado a internet.

No hace falta que diga que cada notificación, mensaje o alerta en el móvil dispara pequeñas dosis de dopamina. Es decir, nuestro cerebro recibe minirrecompensas constantemente, lo que explica por qué la frase «lo dejo cuando quiera» no es tan fácil de llevar a la práctica. Pero no solo se trata de adicción, esta estimulación constante también activa microrrespuestas de estrés. El corazón se acelera, el cortisol sube y la mente permanece en alerta continua, aunque no haya peligro real.

El exceso de tiempo frente a las pantallas tiene más consecuencias de las que pensamos. Interrumpe la producción de **melatonina**, la hormona del sueño, lo que empeora la calidad del descanso. Reduce la capacidad de concentración y mantiene el sistema nervioso en estado de alerta, lo que, a largo plazo, **aumenta la inflamación** y desgasta nuestro bienestar mental y físico.

Por eso, reducir la exposición digital, aunque sea en pequeñas dosis, le da al cerebro espacio para **recuperarse, crear y procesar emociones.** Muchos descubrimientos, ideas y momentos de claridad aparecen en el **silencio,** ese mismo silencio que nos permite observar nuestro estado interior. Sí, hay que **volver a aburrirse.** Porque si lo piensas, los niños y adolescentes de hoy casi no tienen tiempo para aburrirse, y con ello pierden oportunidades de conectar consigo mismos y de dejar que su creatividad fluya. Algunas ideas que puedes probar:

- **Elige una franja horaria al día sin pantallas** (por ejemplo, la primera hora de la mañana o la última antes de ir a dormir).
- **Pon el móvil en modo avión** o déjalo en otra habitación a partir de cierta hora de la tarde-noche. En mi caso, al estar presente en redes, a veces me veía contestando mensajes a las diez de la noche, sentía cierta obligación de que si me escribían debía contestarlos al momento, ¿a ti no te ocurre lo mismo con el WhatsApp? Notaba cierto estado de ansiedad. Puede parecer exagerado, pero empecé a limitar el horario de móvil por la noche y a eso de las nueve (si puedo antes mejor) intento poner el modo avión o como mínimo no contesto a ningún mensaje de WhatsApp, email o redes... a menos que sea algún tema personal urgente.

  Me di cuenta de que necesitaba poner un límite firme a las notificaciones de cualquier tipo a partir de cierta hora de la tarde-noche. Sin darme cuenta, me generaba ansiedad ver tantos chats acumulados en WhatsApp, por no hablar de los múltiples grupos (la mayoría innecesarios) de los que siempre que puedo ¡me salgo! No sé a ti, pero a mí me resultaba demasiada estimulación y tenía una sensación constante de agobio. Por eso, ahora intento priorizar las conversaciones realmente importantes, silenciar grupos y darme permiso para no estar siempre disponible (por muy «egoísta» que parezca para muchas personas) y, lo más importante, sin sentirme culpable. Al final, no se trata de aislarnos en el bosque cual ermitaños, sino de **recuperar un poco de paz mental y marcarle un «territorio» a la tecnología, en lugar de que ella lo marque por nosotros.**

- Aprovecha para leer en papel, escribir lo que estás pensando (sean cuales sean tus pensamientos) o simplemente estar contigo mismo en silencio.

La próxima vez que sientas que el estrés te está dominando, recuerda a las cebras. Ellas nos enseñan una lección fundamental: activar el modo supervivencia solo cuando es necesario y, después, regresar a la calma sin cargar con la amenaza en la mente.

Tal como mencioné al inicio, gestionar el estrés no es ni fácil ni rápido, y muchas veces necesitarás de acompañamiento para enseñar a tu cuerpo cómo volver a su estado natural de calma; no existe una fórmula mágica que nos permita hacer desaparecer la tensión de un día para otro. Es un camino que dura toda la vida, lleno de descubrimientos, retrocesos y avances, y cada persona lo recorre de manera distinta. Aprender a reconocer nuestros patrones, a escuchar las señales de nuestro cuerpo y nuestra mente y a construir rutinas que nos permitan volver a la calma requiere tiempo, paciencia y constancia. No se trata de eliminar el estrés por completo, sino de aprender a convivir con él de manera saludable, comprendiendo cuándo es un aliado y cuándo se ha convertido en un obstáculo.

Mi mayor recomendación es dejarse acompañar por profesionales que puedan guiar este proceso desde diferentes enfoques. Elige el camino que resuene contigo, que te haga vibrar en este momento, y que te permita explorar distintas herramientas hasta encontrar las que realmente te ayudan a reconectar contigo mismo y a sostener un estado de calma duradero.

4. Fitoterapia y adaptógenos

El uso de **plantas medicinales** para calmar el sistema nervioso y mejorar la respuesta al estrés es una práctica ancestral, utilizada desde hace miles de años en diversas culturas como la china, la india y la mediterránea. La ciencia moderna ha podido demostrar que muchos de estos remedios naturales contienen compuestos bioactivos con efectos ansiolíticos, sedantes, antioxidantes o adaptógenos que regulan la respuesta fisiológica al estrés. Te dejo algunos ejemplos de los que más uso.

Plantas relajantes y ansiolíticas tradicionales:

- **Valeriana** (*Valeriana officinalis*). Es una planta conocida desde hace siglos por sus propiedades tranquilizantes y relajantes, especialmente útil para quienes tienen dificultades para dormir o sufren estrés y ansiedad. Funciona como un suave sedante natural que actúa sobre el sistema nervioso y el cerebro para inducir calma y promover el descanso.

Los compuestos de su raíz son los responsables de estos efectos. Por ejemplo, el ácido valerénico ayuda a aumentar los niveles de GABA, un neurotransmisor clave que reduce la actividad del sistema nervioso central y favorece la relajación. Además, antioxidantes como la hesperidina y la linarina contribuyen a las propiedades sedantes de la valeriana, creando un estado general de bienestar y tranquilidad.

- **Hierbaluisa (*Aloysia citrodora*).** Tradicionalmente utilizada como infusión, tiene efectos calmantes, digestivos y antiespasmódicos. Relaja la musculatura y reduce el nerviosismo gastrointestinal. Ideal para tomarla después de las comidas o antes de ir a dormir.
- **Tila (*Tilia platyphyllos*).** Conocida por su suave efecto tranquilizante. Sus flavonoides y aceites esenciales actúan sobre el sistema nervioso reduciendo la hiperexcitabilidad y favoreciendo el descanso nocturno. Combina muy bien con la valeriana o la melisa para potenciar el efecto ansiolítico.
- **Melisa o toronjil (*Melissa officinalis*).** Conocida como «la hierba de la calma». Posee propiedades sedantes, ansiolíticas y digestivas. El ácido rosmarínico y los aceites esenciales presentes en sus hojas actúan sobre los receptores GABA. Ha demostrado mejorar significativamente la sensación de calma y reducir los niveles de ansiedad. Además, también es útil en dolores de origen nervioso y espasmos digestivos asociados al estrés.
- **Lavanda (*Lavandula angustifolia*).** No solo es apreciada por su aroma, sino también por sus potentes propiedades ansiolíticas. El aceite esencial de lavanda incluso se ha planteado en diversos estudios como alternativa terapéutica frente a los fármacos ansiolíticos. También se utiliza en aromaterapia para mejorar la relajación y facilitar el sueño. Truco:

añade dos gotas de aceite esencial de lavanda en la almohada (una en cada esquina) y detrás de las orejas antes de dormir para mejorar la relajación y favorecer un sueño profundo.

Adaptógenos: equilibradores del organismo

A diferencia de las plantas sedantes, los adaptógenos no deprimen ni estimulan el sistema nervioso de manera directa, sino que actúan regulando y equilibrando las funciones del organismo. Se trata de sustancias que **mejoran la capacidad del cuerpo para adaptarse al estrés físico, mental y emocional,** modulando hormonas como el cortisol y neurotransmisores relacionados con el estado de ánimo y la energía.

Pero ojo, los adaptógenos no dejan de funcionar como un «parche» para momentos o épocas de alta demanda energética o estrés intenso. No se trata de tomarlos de manera crónica para esconder la «basura debajo de la alfombra», sino de utilizarlos como ayuda mientras exploramos y trabajamos en las causas que nos provocan ese estrés.

Aunque existen muchos otros con múltiples beneficios según necesidades y requerimientos, he querido dejarte tres que cuentan con un amplio aval de la literatura científica:

- **Ashwagandha (*Withania somnifera*).** Reduce el cortisol y la sensación de ansiedad, ayuda a mantener un sueño reparador y mejora la energía general. Varios estudios muestran que puede disminuir síntomas de fatiga crónica y favorecer la recuperación muscular. Su uso suele ser más indicado en procesos de estrés sostenido o de ansiedad elevada, pues ayuda a «calmar» el sistema nervioso y a recuperar el equilibrio. También se ha estudiado su efecto sobre la memoria y la función cognitiva, y parece que mejora la concentración y la claridad mental.

- **Rodiola (*Rhodiola rosea*).** Incrementa la resistencia física y mental frente al estrés, disminuye la fatiga y mejora el rendimiento en tareas cognitivas. Algunos estudios sugieren que puede modular la serotonina y la dopamina, ayudando a mejorar el ánimo sin generar dependencia. Su aplicación suele ser especialmente útil en personas con el ánimo bajo o que sufren un estado depresivo leve, ya que aporta un efecto revitalizante y estabilizador del humor.
- **Ginseng (*Panax ginseng*).** Aumenta la energía y la vitalidad de forma equilibrada, fortalece el sistema inmunitario y mejora la adaptación ante el estrés prolongado.

Micoterapia: hongos adaptógenos

Cada vez uso más en la consulta la micoterapia (uso medicinal de hongos), ya que la evidencia científica sobre sus beneficios ha crecido notablemente en los últimos años.

Muchos hongos medicinales son considerados adaptógenos por su **capacidad para regular el sistema inmune, mejorar la energía y proteger el sistema nervioso**, pero es que además aportan compuestos con efectos antivirales, antioxidantes, antibacterianos, antidiabéticos y antitumorales, lo que los convierte en herramientas naturales muy completas para apoyar la salud de manera integral. Algunos de los principales:

- **Reishi (*Ganoderma lucidum*).** Es conocido como el «hongo de la inmortalidad» en la medicina tradicional china, por sus numerosas propiedades que promueven la salud integral. El reishi ayuda a mejorar el descanso y la relajación, aliviando la ansiedad e induciendo un sueño más profundo. Actúa como adaptógeno emocional, pues equilibra el sistema nervioso y reduce la sensación de estrés. Además, refuerza el sistema inmunitario gracias a su acción antiinflamatoria y aporta protección al corazón, al hígado y a las vías respiratorias, convirtiéndose en un aliado versátil para el bienestar general.

- **Cordyceps (*Cordyceps sinensis/militaris*).** Favorece la energía, la resistencia física y la recuperación muscular, modulando los niveles de cortisol y repercutiendo en la vitalidad en general. A modo de curiosidad, se ha estudiado su capacidad para mejorar la oxigenación celular, lo que lo hace popular entre deportistas de resistencia.
- **Melena de león (*Hericium erinaceus*).** Protege el sistema nervioso y mejora la función cognitiva. Además, muchos estudios muestran que sus compuestos bioactivos pueden estimular la regeneración de la mucosa intestinal, favoreciendo la salud digestiva y la microbiota, además de tener efectos neuroprotectores y ansiolíticos leves.

Antes de incorporar adaptógenos u hongos medicinales a tu rutina, es fundamental consultarlo con un profesional de la salud que pueda evaluar tu situación individual. Algunos adaptógenos pueden no ser recomendables en casos de hipertensión, o cuando se toman anticoagulantes o antidepresivos. Y, en cuanto a la micoterapia, pueden interactuar con medicamentos inmunosupresores y anticoagulantes, o con los fármacos para la presión arterial. Un especialista puede ayudarte a elegir el recurso más adecuado y seguro, ajustando dosis y frecuencia según tus necesidades y posibles contraindicaciones.

6

EL AYUNO. ENTRE LA CIENCIA Y LA ESCUCHA

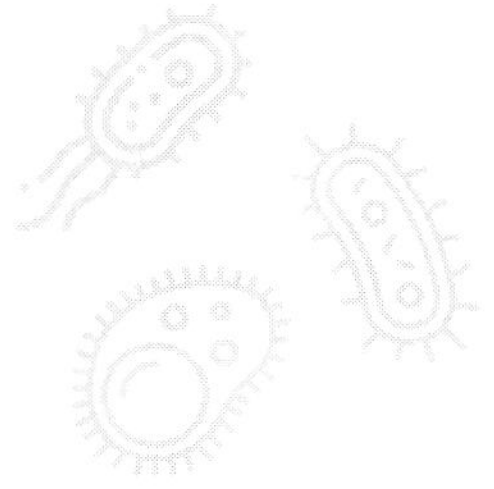

El término *ayuno* se ha convertido en una especie de palabra mágica. Lo veo todo el tiempo, personas que llegan preguntando si deberían hacer ayuno intermitente, si deben estar dieciséis horas sin comer, si desayunar es malo, si hacer ayuno hace que la inflamación disminuya...

Y aunque es cierto que el ayuno puede tener **beneficios metabólicos, digestivos y antiinflamatorios** reales, hay algo que quiero dejar claro desde el principio: ni es para todo el mundo, ni mucho menos es la solución mágica a todos los problemas. Estudios recientes muestran que el ayuno intermitente puede mejorar la sensibilidad a la insulina, reducir marcadores de inflamación y favorecer la reparación celular a través de procesos como la autofagia (mecanismo de limpieza celular); sin embargo, esto depende del contexto, la edad, el sexo, el estilo de vida y la salud general.

He pasado por muchísimos tipos de dietas y cambios de alimentación a lo largo de mi vida. A ver si te suenan: la dieta de la sopa de cebolla —que consiste en comer solo ese tipo de sopa, que es hiperdiurética (eso sí, por aquel entonces casi ni bebía agua, ¡así que imagínate la mezcla!)—, la dieta de la fresa, de la piña, la del sirope... ¡Madre mía! Como ves, todas supercompletas.

Aún recuerdo cuando hace unos siete años empecé a practicar el ayuno, pero bien hecho, porque antes había habido momentos en mi vida de hacer ayunos largos y dejar de comer hasta dos días... Bueno, que me voy por las ramas, comencé a practicar el ayuno intermitente y te he de decir que me fue genial: mejoré en muchos sentidos, sobre desde el punto de vista de la energía y de mi sistema digestivo, que en esa época venía arrastrando sus peores momentos. ¡Quieto! Que te veo venir. Pensarás: «Ostras, tengo que hacer ayuno intermitente, porque mira qué bien le ha venido a ella», pero ya sabes que me gusta exponerte todo.

Veo el mundo lleno de personas únicas, con historias, creencias, cuerpos y necesidades distintas. Cada una de ellas ha sido moldeada por lo que ha vivido y aprendido, y eso condiciona cómo piensa, siente y se alimenta. Por eso me cuesta hablar de soluciones universales o de una única vía válida para todos. Lo que a mí me ayudó en un momento concreto de mi vida, como el ayuno intermitente, funcionó porque coincidió con otros cambios importantes. No fue una fórmula mágica, sino parte de un proceso más amplio, adaptado a quién era yo en ese momento.

Por aquel entonces pasaba el día entre comidas y picoteos, la mayoría a base de carbohidratos y verduras, con muy poca proteína y casi nada de grasas. Como todo era «saludable» (cereales integrales, pseudocereales, muchísimas verduras...), pensaba que lo estaba haciendo bien, pero en realidad había un gran desequilibrio nutricional que impedía que mi cuerpo funcionara correctamente y que la inflamación mejorara. Lo notaba en que no tenía control alguno sobre mi hambre, que a veces era voraz y me dominaba, como si yo solo pudiera obedecer órdenes.

El primer paso no fue hacer ayunos de 16 o 18 horas, sino algo mucho más sencillo: reducir los picoteos y organizar mis comidas. Pasé de 5-6 ingestas diarias a 3, me planteé dejar un espacio de 12 horas entre cena y desayuno (esto es un ayuno natural y fácil de llevar a cabo, y puede marcar una gran diferencia), empecé a bajar la cantidad de cereales y, lo más importante, aumenté las proteínas y grasas en mis platos. Ese fue el verdadero cambio: darle a mi cuerpo los nutrientes que necesitaba.

Cuando empecé con el ayuno intermitente, lo que más me sorprendió fue algo tan básico como volver a sentir hambre de verdad. No esa hambre automática de reponer por costumbre, sino la sensación clara de que mi cuerpo pedía alimento porque realmente lo necesitaba. Esa reconexión con mis señales internas fue un antes y un después.

Además, al espaciar las comidas, es decir, al hacer desayuno, comida y cena, descubrí algo que en su momento me dejó con la boca abierta: el **intestino necesita «tiempos de descanso» para limpiarse.** Existe un mecanismo llamado «**complejo motor migratorio (CMM)**», una especie de «escoba interna» que barre los restos de comida, bacterias y residuos del intestino entre una ingesta y otra. Si estamos picoteando constantemente, este proceso nunca se activa correctamente. Hablo en detalle de esto en mi otro libro, *Acaba con el SIBO*, porque es una pieza clave en la salud digestiva.

Eso sí, también quiero dejar algo claro:

El ayuno intermitente no es para todo el mundo.

Hay personas para las que puede ser una herramienta útil, y otras para las que no es adecuado en absoluto. Y, sobre todo, no es necesario para tener una vida saludable. Lo que realmente marcó la diferencia en mi caso no fue «dejar de comer», sino **recuperar mi hambre-saciedad, equilibrar nutrientes y dar espacio al cuerpo para que hiciese sus procesos naturales.**

Poco a poco fui alargando los ayunos: 16, 18 o 20 horas. Y sí, físicamente me encontraba bien, pero con el tiempo, como muchas personas, pasé de un extremo a otro: de comer sin parar a llevar el ayuno como una doctrina rígida. Dejé los cereales, las legumbres y casi todas las frutas... Llegué a pensar que eran «inflamatorios». Aunque mi cuerpo los pedía, mi mente estaba al mando y decidía lo contrario.

Me guiaba muchísimo por lo que leía en estudios científicos, libros sobre ayuno y tendencias que marcaban lo que era «mejor» o «peor», y en ese proceso dejé de escuchar lo que mi cuerpo me pedía de verdad. Llegué a coger miedo a desayunar, ¡cuando era mi comida favorita!, porque pensaba que lo «correcto» era mantener la glucosa lo más estable posible. Todo esto me provocó todavía más agobio y presión, sumado al momento personal complicado que estaba viviendo entonces.

Te cuento esto no para «cotillear» sobre mi vida, sino porque es una realidad que veo constantemente en mi consulta: seguimos doctrinas, gurús o modas alimentarias que dictan lo que es «bueno» o «malo» para todo el mundo, y en el camino nos vamos **desconectando totalmente de nuestras propias necesidades.**

Pero poco a poco, con tiempo y mucha más escucha, me fui dando cuenta de que mi cuerpo empezaba a pedirme alimentos que yo había eliminado por completo de mi dieta. Alimentos que, en cierto modo, me daban miedo. Ni qué decir del gluten o los lácteos, que, por supuesto, había enterrado a kilómetros bajo tierra como si fueran veneno. Sé que, desde fuera, quien no ha pasado por este proceso puede pensar: «Madre mía, esta mujer se ha vuelto loca...». Pero empecé a comprender que mi cuerpo también siente, que me habla, y que merece ser escuchado. Comencé a sanar ese miedo.

¿Quiere decir esto que ahora no me gusta el ayuno intermitente? No. Ya te he dicho que no es todo o nada.

Aprendí que alimentarse es mucho más que seguir una regla o una etiqueta nutricional.

Alimentarse tiene que ver con la flexibilidad, la presencia, el instinto, los diferentes momentos vitales, la salud física y emocional. Entendí que no hay soluciones únicas ni métodos infalibles, y que lo que hoy te sirve mañana puede no hacerlo, y ¡está bien! Para mí, el verdadero aprendizaje fue salir de un control tan rígido para volver a una conexión más amable con mi cuerpo. Porque no todo es blanco o negro.

El ayuno, en su forma más natural, es parte de nuestro diseño biológico. Por la noche, cuando dormimos, ya estamos ayunando. Y dejar un margen de tiempo entre comidas permite que el cuerpo realice otras funciones, como la limpieza, el reposo digestivo y la regeneración. Pero eso no significa que todos debamos hacer ayunos largos o estrictos.

El ayuno no es recomendable para:

- Mujeres embarazadas o lactantes.
- Personas con estrés elevado o que estén en un momento de estrés agudo.

- Quienes tienen alteraciones tiroideas, ya sea hipotiroidismo o hipertiroidismo.
- Personas con antecedentes o riesgo de trastornos de la conducta alimentaria (TCA).
- Personas con hipoglucemias reactivas, ansiedad marcada con la comida o ciertas enfermedades que requieren una ingesta de alimentos regular.

Yo misma he pasado por épocas donde el ayuno me sentaba fatal. ¿Por qué? Porque no estaba escuchando a mi cuerpo. Estaba haciendo lo que «tocaba» o lo que otros decían que funcionaba. Pero cada cuerpo tiene su momento. El mío, en ciertas etapas, necesitaba comida temprano para que el cortisol no acabase disparado. O necesitaba desayunar para sentirme segura y calmada. Lo importante no es ayunar, sino entender por qué, cuándo y cómo lo haces.

CUANDO SE LLEVA A CABO DE LA FORMA ADECUADA, EL AYUNO PUEDE AYUDAR A:

- → Reducir la inflamación sistémica.
- → Mejorar la sensibilidad a la insulina.
- → Estimular la autofagia (favorece la reparación celular), sobre todo en ayunos largos.
- → Disminuir la carga digestiva.
- → Regular el apetito y mejorar la saciedad.
- → Hacer que aumente la energía y la concentración: al reducir la dependencia de alimentos constantes, el cuerpo optimiza el uso de la energía.

Pero también he visto lo contrario: personas agotadas, con ansiedad, con insomnio o amenorrea que creen que ayunar les va a sanar... cuando en realidad su cuerpo lo que necesita es nutrición, calor, presencia y ritmo.

¿Mi propuesta? Escucha tu cuerpo. Observa cómo respondes. Puedes empezar por algo tan simple como cenar más temprano y no picar nada hasta el día siguiente. Otra opción es dejar pasar 12 horas entre la cena y el desayuno (algo fisiológicamente muy razonable). Pero no lo conviertas en una obligación o una competición.

¿TENGO QUE HACER AYUNO SÍ O SÍ PARA ESTAR BIEN?

Desde mi punto de vista la respuesta es que no. Como ya te decía antes, el cuerpo de manera natural ya entra en un proceso de ayuno todas las noches, mientras dormimos: se regenera, se repara y pone en marcha mecanismos de limpieza como el complejo motor migratorio en el intestino. Es decir, el ayuno, en su esencia, ya está integrado en nuestra biología.

No hace falta complicarse ni sufrir; hacer tres comidas equilibradas al día, con buenos nutrientes, sin picoteos constantes y disfrutando de lo que comes es más que suficiente para mantener energía, salud y bienestar.

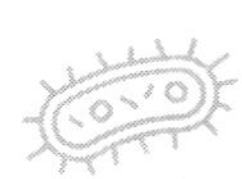
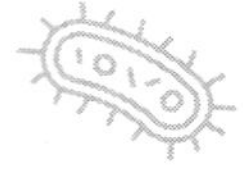
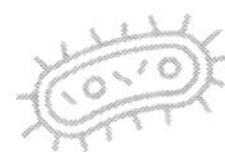

Lo importante no es cuántas horas aguantas sin comer, sino qué calidad tienen los alimentos que pones en tu plato y cómo los disfrutas y te hacen sentir.

De hecho, más vale que esas tres comidas estén llenas de sabor, color y nutrientes, y que al sentarte a comer lo hagas con calma y placer, que lanzarte a retos de ayunos largos que te generen más estrés, hambre acumulada y sensación de obligación.

Porque ¿de qué sirve mantener la glucosa «perfecta» si tu cabeza está llena de presión, ansiedad y miedo a equivocarte? La salud también se construye desde la relación que tenemos con la comida.

Al final, el verdadero «ayuno» también puede consistir en apagar pantallas mientras comes, bajar el ritmo, dejar de hacer diez cosas a la vez y regalarte un espacio de calma en tu día a día. Eso, muchas veces, tiene un impacto mucho mayor que saltarte una comida.

La clave está en preguntarte:

- ¿Hacer ayuno me sienta bien o me estresa?
- ¿De verdad tengo hambre por la mañana o como por inercia?
- ¿Siento más energía o más irritabilidad?
- ¿Ayuno como una forma de presencia... o de autocastigo?

Entonces, el ayuno intermitente ¿puede ayudarte? Por supuesto, pero no es imprescindible para sanar. Incorpóralo si te aporta beneficios y, por supuesto, si quieres implementarlo, te recomiendo hacerlo acompañada de un dietista-nutricionista, porque no se trata de dejar de comer, sino de aprender a hacerlo de manera consciente, respetuosa y adaptada a tus necesidades, tu ritmo y tu salud.

7
CÓMO TE RELACIONAS CON LA COMIDA

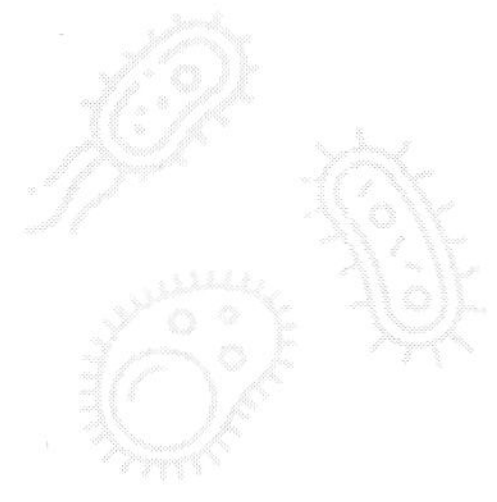

Una de las preguntas más importantes que puedes hacerte es: **¿cómo es mi relación con la comida?** Tal vez tu primera respuesta sea que «buena», pero si profundizas un poco, es probable que aparezcan pensamientos, emociones o creencias que has mantenido en segundo plano durante años. Tomar conciencia de cómo te relacionas con la alimentación es un acto de sinceridad profunda contigo mismo. Es como mirar un espejo que refleja no solo tu aspecto físico, sino también todo lo que sientes y piensas cada vez que comes. Preguntarte sin miedo ni juicio «¿cómo me siento al alimentarme?» puede abrir la puerta a reconocer patrones que antes pasaban inadvertidos.

A menudo, nuestra relación con la comida se entrelaza con la culpa, la angustia o la insatisfacción. Tal vez sientas que solo disfrutas ciertos alimentos en momentos concretos, o que comes con prisa, con ansiedad o por costumbre. Estos comportamientos reflejan que la comida, en lugar de ser un acto de autocuidado, se convierte en una forma de tensión. Detenerse y prestar atención a cómo nos hablamos a nosotros mismos mientras comemos nos permite notar si la comida nos brinda placer o estrés.

Pregúntate: ¿qué siento cuando como? ¿Disfruto de la experiencia? ¿Me permito saborear cada bocado? Aunque estas preguntas parezcan simples, sus respuestas pueden revelar emociones y patrones profundos que llevas arrastrando desde hace años.

No se trata de juzgarte, sino de observarte con compasión. Todos traemos historias que influyen en nuestra relación con la comida: lo que nos enseñaron, lo que hemos vivido y las expectativas externas. Pero siempre podemos desaprender y abrirnos a nuevas formas de relacionarnos con la alimentación.

La comida puede pasar de ser una fuente de conflicto a un acto de cuidado y conexión con nosotros mismos.

MI EXPERIENCIA PERSONAL

Es la primera vez que comparto esto de manera tan pública, pero me parece necesario mostrarlo al mundo porque puede que muchas personas se sientan identificadas y las ayude a sentirse menos solas. Durante años, mi relación con la comida fue un terreno complicado. Desde muy joven experimenté episodios de bulimia que iban y venían, por semanas o meses, y que aparecieron en distintas etapas de mi vida. La comida se convirtió en un placer intenso y a la vez en un campo de batalla, un territorio cargado de ansiedad, control y culpa.

Intentaba regular mi cuerpo a través de dietas estrictas y restricciones extremas, creyendo que me estaba cuidando, cuando en realidad reforzaba un círculo de autoexigencia y frustración. Pasaba de comer «mal» a obsesionarme con lo «saludable», siempre persiguiendo un ideal que nunca parecía alcanzable. Creía que mi valor dependía de mi apariencia, de encajar en expectativas externas, y no de quién era realmente. La comida se volvió un instrumento de castigo, un medio para intentar dominar algo que en realidad no podía controlar.

Hoy puedo mirar atrás y comprender que sanar no es rápido ni lineal, pero que es posible construir una relación más amable con la comida y con uno mismo. Reconocer mis emociones, detenerme a observar mis patrones sin juzgarme, escuchar a mi cuerpo y permitirme disfrutar de los alimentos me permitió redescubrir que comer podía ser una forma de cuidarme, de sentir placer y de conectar conmigo misma. Compartir esto públicamente es un acto de apertura, con la esperanza de que quienes se vean reflejados en mi experiencia puedan empezar, poco a poco, a reconciliarse con la comida y con ellos mismos.

Lo que entendí con el tiempo (y con mucho trabajo personal de la mano de grandes profesionales) es que **demonizar ciertos alimentos solo empeoraba aún más todo.** Porque, cuando conviertes un trozo de pan, un helado o una pizza en un «enemigo», al final terminas cargando con la culpa y la ansiedad cada vez que lo comes. Y ese estado de tensión es mucho más dañino que el propio alimento en sí.

Hoy mi alimentación es equilibrada, flexible y, sobre todo, ¡muy disfrutona! Volví a introducir el placer en mi vida. Ya no vivo en guerra con los alimentos ni con mi cuerpo. He aprendido a escucharme, a diferenciar entre hambre real y hambre emocional, a darme el gusto sin sentir que me estoy fallando. Porque **la clave no está en prohibir, sino en permitir con conciencia.** Y cuando nos prohibimos alimentos constantemente por falsas creencias o por mitos que circulan en redes sociales, lo único que conseguimos es alimentar más la obsesión y las ganas de comerlos.

LA ALIMENTACIÓN CONSCIENTE

La alimentación consciente fue una pata clave para sanar mi relación con la comida. Comer no es un acto mecánico; cada comida nos ofrece información sobre cómo estamos y sobre nuestros hábitos, emociones y creencias. Podríamos verlo como un pequeño radar interno que nos permite explorar nuestro mundo emocional y físico. Reconocer esto es un regalo enorme para nuestro autoconocimiento.

El *mindful eating* aplica los principios del *mindfulness* al acto de comer. Jon Kabat-Zinn, referente internacional del *mindfulness*, lo describe como prestar atención de manera deliberada al momento presente, sin emitir juicios. Llevado a la mesa, significa estar atentos a cada bocado: percibir sabores, aromas, texturas y colores, y conectar con nuestras señales de hambre y saciedad, así como con las emociones y pensamientos que nos impulsan a comer.

Aunque pueda parecer sencillo, practicarlo requiere esfuerzo y constancia. Las prisas, la multitarea y la habitual desconexión nos impiden darnos cuenta de cómo nos alimentamos realmente. Comer con atención nos permite salir del piloto automático y ofrecerle a nuestro sistema nervioso un espacio de tranquilidad, favoreciendo la digestión y reduciendo molestias como gases, hinchazón o sensación de pesadez, entre otros.

Nuestra relación con la comida refleja directamente cómo nos relacionamos con la vida.

Estar presentes nos permite elegir nuestras acciones de manera consciente: los desafíos seguirán existiendo, pero nuestra respuesta puede ser distinta. Observar y aceptar lo que sentimos física y emocionalmente nos ayuda a reconocer la saciedad, disminuir la dependencia de ciertos alimentos y mejorar la digestión y absorción de nutrientes.

Y ahí apareció algo que con el tiempo descubrí como clave: hasta que no hice las paces con la comida, conmigo y con mi cuerpo, no fui capaz de mejorar mi salud. Porque no importa cuántas dietas hagas, cuántos alimentos te prohíbas o cuántas horas entrenes; si lo haces desde la guerra interna, tu cuerpo lo siente y tu mente se rompe un poquito más.

Durante mucho tiempo viví bajo la dictadura de la dualidad, alimentos «buenos» y «malos», «sanos» y «basura». Comer algo de esa segunda categoría era para mí sinónimo de fracaso, de falta de voluntad, de debilidad. Esa etiqueta, lejos de protegerme, me hacía caer más veces en lo que intentaba evitar. Cuanto más me prohibía, más fuerte era el deseo. Cuanto más demonizaba, más me obsesionaba.

La ciencia respalda esta experiencia: investigaciones como las de Polivy & Herman (2002) muestran que la restricción alimentaria aumenta la ansiedad, la obsesión por la comida y, a menudo, conduce a los atracones.

La culpa después de comer un alimento «prohibido» eleva los niveles de cortisol, afectando tanto a la salud emocional como a la digestiva.

Beneficios de la alimentación consciente

- Nos ayuda a conocernos mejor y a identificar los desencadenantes emocionales de la ansiedad y el estrés.

- Permite reconocer cuándo estamos comiendo de manera automática y cambiar esa pauta poco a poco.
- Recuperamos el placer de comer, todos los días, sin depender de momentos especiales o de darnos permiso.
- Ayuda a dejar atrás las dietas restrictivas al reconectar con las señales internas de hambre y saciedad, muchas veces acompañadas de un trabajo profundo de introspección.
- Facilita la elección de alimentos más nutritivos, pero también nos enseña a disfrutar sin culpa de los que antes considerábamos «prohibidos».
- Mejora la digestión y, en casos de SIBO u otros problemas digestivos, ayuda a que el estómago trabaje de manera más eficiente.

Cómo empezar a practicar la alimentación consciente

1. **Respira y prepárate:** antes de comer, suelta todo lo que tengas en las manos y toma de tres a cinco respiraciones profundas. Esto le indica a tu sistema nervioso que puede relajarse, lo que facilitará la digestión y evitará la activación del modo alerta.
2. **Come sin prisa:** no apresures el siguiente bocado. Mastica con calma y traga antes de continuar. Este simple gesto reduce la pesadez de estómago, mejora la digestión y te permite disfrutar más de cada sabor.
3. **Libérate de etiquetas:** olvida la clasificación de alimentos en «buenos» o «malos». La alimentación consciente se basa en el equilibrio y la flexibilidad, así como en adaptar

la elección de alimentos a tus necesidades reales, no a reglas externas.

4. **Prioriza la satisfacción:** comer con placer protege contra la ansiedad relacionada con la comida. Hay más cosas aparte de las calorías: incluye alimentos que te nutran y te llenen de energía, sin dejar de lado el disfrute.
5. **Evita estímulos distractores:** comer mientras estás enfadado o triste o mientras te distraes con dispositivos electrónicos reduce la digestión y desconecta tu mente de la experiencia presente.
6. **No es obligatorio terminar todo el plato:** desde pequeños nos enseñaron a «no desperdiciar», pero esto a menudo desconecta las señales de saciedad. Aprende a reconocer cuándo tu cuerpo ya está satisfecho y deja lo que sobra.
7. **Acepta tu humanidad:** no somos perfectos, y eso está bien. Integrar la imperfección en nuestra relación con la comida nos permite vivir con más autenticidad, menos culpa y mayor paz interior.

Practicar la alimentación consciente no acaba con los desafíos ni las emociones complejas, pero nos da herramientas para afrontarlos de manera más amable y presente, creando una relación con la comida más saludable y respetuosa con nuestro cuerpo y nuestra mente.

¿CÓMO EMPEZAR A RECONCILIARTE CON TU CUERPO?

La aceptación corporal no se consigue de un día para otro. Es un proceso lento, lleno de avances y retrocesos, pero cada pequeño paso suma. Estas son algunas prácticas que a mí me ayudaron y que pueden servirte:

- **Terapia y acompañamiento profesional:** no tengas miedo de pedir ayuda. Psicólogos, terapeutas o grupos de apoyo pueden darte herramientas valiosas para sanar tu relación con la comida y contigo mismo.
- ***Journaling*** (escritura terapéutica): escribir tus pensamientos y emociones sobre tu cuerpo o sobre la comida ayuda a tomar conciencia de esos diálogos internos y a empezar a transformarlos.
- **Cuida tu entorno digital:** deja de seguir cuentas que promueven estándares irreales de belleza y empieza a rodearte (también en redes) de mensajes que celebren la diversidad corporal y la salud integral desde el respeto y el no juicio.
- **Alimentación consciente:** no se trata de comer «perfecto», sino de escuchar señales reales de hambre y saciedad, de disfrutar de la comida sin culpa.
- **Movimiento desde el placer:** cambiar el chip de «entreno para quemar» a «me muevo para sentirme vivo». Bailar, caminar, practicar yoga, nadar..., lo que te conecte contigo y te haga bien.
- **Prácticas de calma:** meditación, respiración consciente o simplemente parar a escucharte un momento son cosas que pueden ayudarte a gestionar el estrés, que tantas veces alimenta la mala relación con el cuerpo.
- **Rodéate de personas que sumen,** porque tu entorno influye, y mucho. Busca espacios y personas con quienes puedas hablar sin sentirte juzgado y que te nutran.

Recuerda que **aceptar tu cuerpo no significa rendirse ni dejar de cuidarse; significa cuidarte desde otro lugar, más amable, más real y sostenible.** Es pasar de la lucha a la alianza, de la exigencia a la compasión.

Por eso, cuando hablamos de inflamación, no podemos reducirlo únicamente a procesos biológicos o marcadores en una analítica. La manera en que nos miramos, nos hablamos y nos tratamos a nosotros mismos no es solo una cuestión de emociones; tiene un impacto real en nuestro cuerpo y en cómo se manifiesta la inflamación.

Entender esto es clave, porque aprender a cultivar una aceptación corporal real no significa «resignarse», sino dejar de luchar contra uno mismo y crear un terreno más amable donde tanto la mente como el cuerpo puedan sanar.

Y quizá ese sea el paso más importante: **reconocer que la verdadera salud empieza en la forma en la que habitamos nuestro propio cuerpo.**

8
EL PODER DE UN BUEN DESCANSO

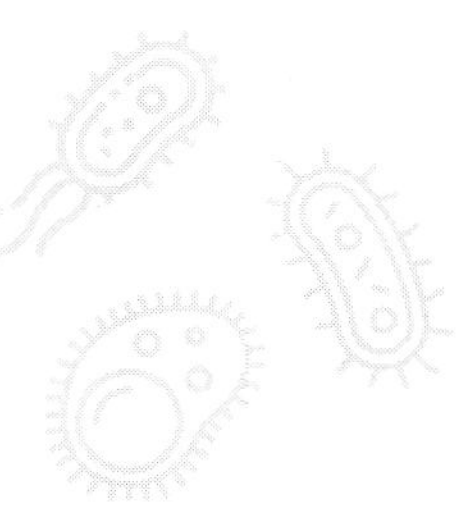

No me canso de repetirlo: **si no descansas, no sanas**. Y, aun así, parece que lo olvidamos todo el tiempo. Nos obsesionamos con qué comer, con qué suplementos tomar, con hacer más ejercicio o cambiar la kombucha por el kéfir…, pero nos vamos a la cama arrastrándonos, con el móvil en la mano, dándole vueltas a mil cosas, durmiendo cinco o seis horas como si fuera normal.

Descansar no es como nos lo han hecho creer, no es cosa de vagos. No es un lujo que te das solo cuando tienes tiempo libre, ni un capricho reservado para los fines de semana, ni una señal de que «no eres productivo». Dormir y descansar es una necesidad biológica tan importante como respirar, beber agua o comer. Sin descanso, literalmente, no podemos vivir…, y no, no estoy exagerando.

El problema es que vivimos en una sociedad que idolatra el «hacer, hacer, hacer» y que mide nuestro valor por lo productivos que somos o parecemos. Aplaudimos al que se levanta a las cinco de la mañana para ir al gimnasio, trabaja diez horas, sale a correr y encima estudia tres másteres a la vez. Y lo miramos como si fuera un héroe. Pero… ¿qué pasa por dentro de ese cuerpo? Probablemente se sostiene a base de café, nervios y puro cortisol (porque ya está «pasado de rosca»).

Seguro que has escuchado a alguien decir con orgullo: «Yo con cinco horas de sueño tiro de maravilla». Y sí, tirar tiras..., igual que un coche puede seguir andando aunque le ignores el cambio de aceite. Pero no confundamos que el motor haga ruido con que esté bien. El cuerpo no se deja engañar, puedes disimular el cansancio con cafeína, música a tope o pura inercia, pero por dentro las piezas se desgastan y, tarde o temprano, la factura llega.

La ciencia lo tiene claro: dormir bien y descansar no es «perder el tiempo», es la base para que todo funcione. Es imprescindible para rendir, para pensar con claridad, para que tus hormonas trabajen en armonía y para que tu sistema inmune te defienda de lo que te rodea.

Si alguna vez te han hecho sentir culpable por dormir ocho horas, recuerda esto: la verdadera vagancia es ignorar las necesidades básicas de tu cuerpo.

Dormir mal o dormir poco es, de hecho, uno de los mayores generadores de inflamación crónica. Podrías tener una alimentación impecable, evitar todos los «alimentos inflamatorios», tomar tus probióticos a la hora perfecta... y seguirte sintiendo mal solo porque no estás durmiendo lo que tu cuerpo necesita.

POR QUÉ EL DESCANSO ES FUNDAMENTAL

Dormir, o más bien descansar, no es simplemente «cerrar los ojos y desconectar». Mientras duermes estás trabajando a jornada completa. Tu cuerpo activa una red complejísima de funciones regenerativas:

- Tu cerebro procesa la información del día y consolida recuerdos.
- Se liberan hormonas que reparan tejidos y estimulan el crecimiento celular.
- El sistema linfático cerebral (sí, el cerebro también tiene sistema de limpieza) elimina toxinas acumuladas.
- El sistema inmunitario se refuerza y produce células de defensa.
- Órganos como el hígado realizan procesos de desintoxicación y regulación metabólica.

Dormir es como llevar el coche al taller todas las noches para que lo revisen, lo engrasen y lo dejen listo para el día siguiente. Si te saltas esa revisión un día no pasa nada, el coche funciona, pero si poco a poco sigues estirando el chicle... se acaba rompiendo. El problema es que muchas veces ni nuestro ritmo de vida ni nuestros hábitos nos permiten descansar. De hecho, el insomnio, el sueño ligero, los despertares constantes o los sueños agitados son señales de alerta de que hay algo que ajustar, tanto a nivel fisiológico como emocional.

Una de las cosas que más veo en la consulta son personas que llevan años con problemas digestivos... y que no duermen bien. Y, claro, el intestino es un órgano que trabaja intensamente durante la noche. Es ahí cuando se activa el complejo motor migratorio (ese mecanismo encargado de limpiar tu tubo digestivo), se regeneran las mucosas, se reorganiza la microbiota... Pero si no llegas a fases de sueño profundo, ese trabajo no se completa. Y eso se traduce en más hinchazón, más sensibilidad, más intolerancias.

Además, el descanso insuficiente afecta directamente al eje hormonal, especialmente al cortisol, la insulina, la leptina y la grelina, que regulan el hambre, la saciedad y el metabolismo. Por eso cuando dormimos mal no solo estamos más cansados, sino que comemos peor, tenemos más antojos y nos inflamamos más fácilmente. Todo está conectado.

Y no podemos olvidarnos del impacto emocional. Dormir bien es fundamental para nuestra salud mental. Un sueño profundo permite procesar lo vivido, reducir la ansiedad basal, mejorar la memoria, el enfoque, el estado de ánimo. Cuando no dormimos bien, nos volvemos más irritables, más reactivos, más negativos. Y ese estrés sostenido, lo sabemos, también alimenta la inflamación.

Enlazando con el capítulo anterior, hay un signo muy característico de las personas que sufren de estrés crónico: suelen despertarse entre las tres y las cuatro de la mañana. Cuando esto ocurre es porque nuestro cuerpo no ha logrado reducir correctamente los niveles de cortisol durante la noche y, al mantenerse elevados, el organismo empieza a activarse antes de la hora habitual de despertar (hacia las seis o las siete). Y esto es importante porque, para poder mejorar la calidad del sueño y reducir los efectos del estrés crónico, primero debemos identificarlo y tomar conciencia de su existencia, para después poder aplicar técnicas y estrategias que ayuden a regular el cortisol y favorecer un descanso reparador.

LA «PAREJA DE MODA» QUE DIRIGE EL DESCANSO: MELATONINA Y CORTISOL

Y aquí, ¿quién manda y domina el cotarro? Hay dos hormonas que trabajan en equipo para marcar nuestro reloj interno y de las que seguro que ya habrás oído hablar: la melatonina y el cortisol.

Piensa en ellas como en dos directores de orquesta que se van turnando. La melatonina dirige la sinfonía de la noche, el cortisol la del día. Cuando una está arriba, la otra está abajo. Se van permitiendo el protagonismo la una a la otra para no pisarse y no actúan a la vez, porque cada una tiene su papel.

Melatonina, la directora de la noche

La melatonina es una hormona producida principalmente por la glándula pineal, una pequeña estructura en el cerebro. Su producción está regulada por la luz y la oscuridad; es decir, cuando oscurece, la melatonina sube, y, cuando hay luz, baja.

Su función principal es enviarle al cuerpo el mensaje de que es hora de descansar. No es un sedante como tal, pero sí un «sincronizador» del reloj interno (ritmo circadiano). Es como el vigilante de un hotel que, a las diez de la noche, empieza a bajar las luces y poner música suave para avisar de que se acerca la hora de dormir.

Pero la melatonina no se queda ahí:

- Es un potente antioxidante.
- Ayuda a regular el sistema inmune.
- Contribuye a la reparación celular durante la noche.

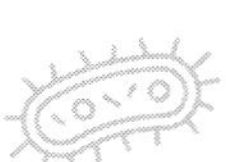
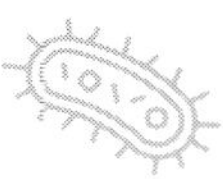
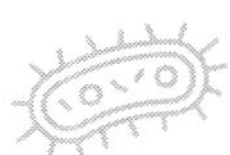

Cortisol, el director de la mañana

Del cortisol ya hemos hablado en el capítulo anterior. Es una hormona producida por las glándulas suprarrenales y su función es ponerte en marcha:

- Aumenta la glucosa en sangre para que tengas energía.
- Regula la presión arterial.
- Ayuda a gestionar el estrés y la respuesta inflamatoria.

No es «malo» por sí mismo (como decíamos anteriormente), pero no conviene tenerlo en niveles altos todo el tiempo, y menos en un momento como la noche.

La danza perfecta: cuando una sube, la otra baja

Aquí está lo interesante: melatonina y cortisol están coordinados como un interruptor ON/OFF. Cuando la melatonina empieza a subir al anochecer, el cortisol baja. Cuando amanece y el cortisol sube, la melatonina cae.

CURVAS DIARIAS DE MELATONINA Y CORTISOL

En condiciones normales la melatonina:

→ Comienza a aumentar cuando cae la luz, sobre las ocho o nueve de la noche.

- Alcanza su pico entre las dos y las cuatro de la madrugada.
- Disminuye progresivamente a partir de la madrugada, para estar en niveles muy bajos hacia las siete u ocho de la mañana.

Curva diaria del cortisol:

- Tiene su pico más alto justo al despertar (entre las seis y las nueve de la mañana), lo que te ayuda a activarte.
- Va bajando poco a poco durante el día.
- Alcanza su nivel más bajo de madrugada, mientras duermes.

RITMOS CIRCADIANOS

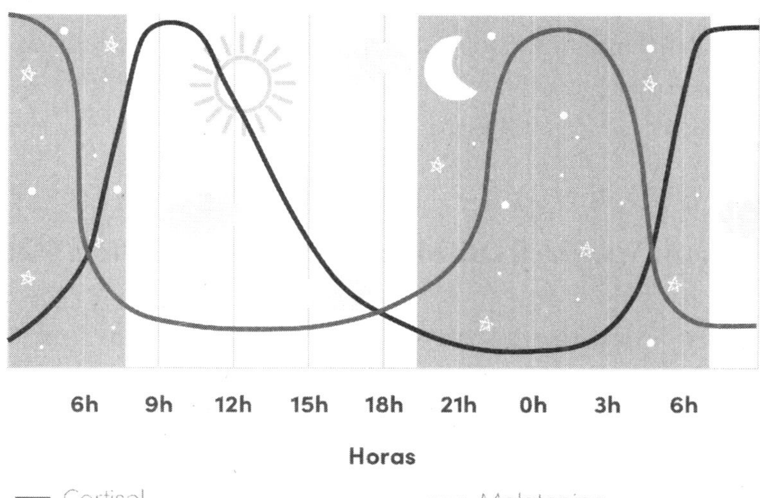

MUCHO MÁS QUE BOSTEZAR AL DÍA SIGUIENTE

Dormir mal no solo significa despertarte con ojeras o sentir que necesitas tres cafés para arrancar. La falta de sueño (ya sea por dormir pocas horas o por un descanso de mala calidad) tiene un impacto profundo en tu cuerpo y tu mente. Y, lo más importante, ese impacto se acumula día tras día, afectando a tu salud física, tu estado de ánimo y tu capacidad de recuperarte.

Vamos a ver, con la ciencia en la mano, qué pasa cuando el descanso se rompe.

1. Más dolor y más inflamación

Cuando no duermes bien, tu umbral del dolor baja. Esto significa que estímulos que normalmente tolerarías (como una pequeña molestia muscular o articular) se sienten mucho más intensos. Hay estudios que muestran que la falta de sueño reduce la actividad de zonas del cerebro encargadas de inhibir el dolor, como la corteza somatosensorial, y aumenta la actividad de áreas que lo amplifican.

Y aquí viene el círculo vicioso: más dolor es igual a más inflamación, y más inflamación es igual a peor descanso. Además, la falta de sueño reduce la producción de dopamina y serotonina, neurotransmisores que, entre otras muchas funciones, ayudan a modular el dolor y a mejorar el estado de ánimo. Resultado: te duele más, te sientes con menos motivación y todo te cuesta más esfuerzo.

2. Hormonas del hambre descontroladas

Dormir poco altera dos hormonas clave que regulan el apetito:

- **Leptina:** le dice al cerebro: «Ya hemos comido suficiente». Cuando duermes mal, sus niveles bajan, así que tu cuerpo no recibe la señal de saciedad como debería y necesitas comer más.
- **Grelina:** estimula el hambre. Con la falta de sueño, sus niveles suben, y te entran más ganas de comer… sobre todo carbohidratos y ultraprocesados, porque el cerebro busca energía rápida.

Diversas investigaciones han demostrado que, tras solo dos noches de sueño reducido, los niveles de leptina caen hasta un 18 por ciento y la grelina aumenta alrededor de un 28 por ciento. Esto explica por qué, después de dormir mal, apetecen más la bollería, el pan, la pasta o el azúcar. Y esto tan solo después de dos noches sin dormir bien, imagina ahora el impacto después de años descansando de manera incorrecta.

3. Más estrés… y todo lo que conlleva

La falta de descanso aumenta los niveles de cortisol, que ya veíamos anteriormente que era la hormona del estrés. Esto no es malo en sí mismo (el cortisol es útil para despertarte y ponerte en marcha), pero cuando se mantiene alto demasiado tiempo se convierte en un problema. Un cortisol elevado de forma crónica:

- **Reduce la actividad del sistema digestivo** (por eso con estrés prolongado muchas personas tienen digestiones lentas, gases o hinchazón).
- **Bloquea el sistema reproductor** (afectando a la ovulación, el deseo sexual y la producción hormonal en general).
- **Dificulta la pérdida de grasa corporal**, porque el cuerpo interpreta que está en «modo supervivencia» y retiene energía.

Y, claro, esto genera un **círculo vicioso.** No sabemos si primero es el estrés que afecta al descanso o si es la falta de descanso la que dispara el estrés… ¡Como el dilema del huevo y la gallina! En realidad, ambos se retroalimentan, menos descanso provoca más cortisol, más cortisol dificulta dormir bien, y dormir mal a su vez mantiene el cortisol alto. ¡Un auténtico show!

En resumen, sin descanso suficiente, el cuerpo entra en un estado de **estrés sostenido** que frena la recuperación, la digestión, el equilibrio hormonal y la capacidad de afrontar los retos diarios. Tomar conciencia de este ciclo es el primer paso para romperlo y empezar a recuperar energía, calma y bienestar.

4. Fatiga, menos movimiento… y peor composición corporal

Dormir mal hace que tengas menos energía durante el día, y eso implicará que te muevas menos (o, como mínimo, que no tengas tantas ganas de moverte). Y moverse menos no solo implica reducir el gasto de calorías, también significa perder masa muscular con el tiempo, acumular más grasa y empeorar la sensibilidad a la insulina.

El músculo es mucho más que «fuerza», es un tejido que ayuda a regular el metabolismo, mejora la postura, protege las articulaciones y estimula la producción de dopamina y serotonina. Por eso, si reduces tu actividad física, también estarás reduciendo esos neurotransmisores que te hacen sentir motivado, optimista y con buen ánimo.

QUÉ PODEMOS HACER PARA DORMIR MEJOR (AUNQUE CREAS QUE YA LO HAS PROBADO TODO)

Sé que cuando alguien lleva meses o años sin dormir bien, la lista de «consejos para mejorar el sueño» puede sonar a disco rayado:

- No uses pantallas antes de dormir.
- Haz ejercicio.
- Cena ligero.
- Mantén un horario fijo.

Y sí, todo eso es cierto..., pero también sé que, si llevas tiempo con insomnio o descanso de mala calidad, probablemente ya lo has oído (y probado) mil veces. Entonces, ¿qué hacemos?

En realidad, siempre hay algo que se puede ajustar. A veces no es la cantidad de cosas que haces, sino qué haces primero, en qué orden y cuál es la mejor manera de adaptarlo a tu situación. Y, sobre todo, entender que tu descanso no depende solo de tu «rutina de noche»: tu microbiota, tu intestino, tus hormonas, tu nivel de inflamación y tu estado emocional también tienen mucho que decir.

La base (sí, lo típico, pero con un porqué)

1. **Mantén horarios regulares.** Tu cerebro tiene un reloj interno (ritmo circadiano) que regula el sueño, las hormonas y hasta tu digestión. No esperes a que te entre sueño viendo la televisión. Dormir y despertarte a horas similares ayuda en gran medida a que tu ritmo circadiano se sincronice.
2. **Prepara tu entorno para ir a dormir.** Una hora antes de acostarte reduce pantallas (la luz azul engaña a tu cerebro para que piense que aún es de día y retrasa la liberación de melatonina, la hormona del sueño), atenúa las luces o apágalas, enciende un difusor con aceites esenciales de lavanda y salvia, lee un libro...
3. **Crea una señal clara de «voy a dormir».** Una ducha caliente, leer algo relajante, estiramientos suaves... El cerebro asocia rutinas con estados.
4. **Cuida tu alimentación, especialmente de noche.** Cenas ligeras, sin exceso de azúcar o alcohol, ayudan a que el sistema digestivo no interfiera en las fases profundas del sueño.
5. **Muévete durante el día.** La actividad física (aunque sea moderada) regula el cortisol y aumenta la producción de serotonina, que se convertirá en melatonina por la noche.

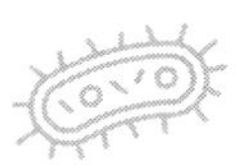
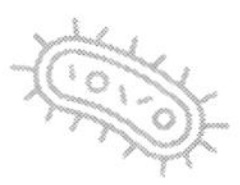
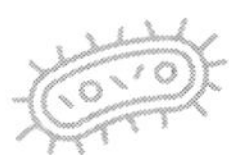

Pero si ya lo intentaste todo y no funcionó

Aquí entramos en la parte en que debemos ser realistas:

- Si tu microbiota está alterada (disbiosis, SIBO, intestino hiperpermeable...), tu sueño puede verse afectado porque gran parte de la producción de serotonina y GABA ocurre en el intestino, por lo que un punto fundamental es empezar a revisar tu sistema digestivo (de la boca al ano).
- Si tienes inflamación crónica, tu cuerpo puede estar en un estado de alerta permanente que dificulta entrar en fases de sueño profundo.
- Si tu eje cortisol-melatonina está desregulado a causa del estrés crónico, las señales para dormir llegan a destiempo.

Esto significa que para conseguir que tu sueño mejore no tienes que empezar en la cama, sino durante el día, e incluso en la forma en que cuidas tu sistema digestivo y tu microbiota.

Empieza por estos pasos progresivos que sí puedes aplicar:

1. **Observa tu día, no solo tu noche**: ¿hay momentos de desconexión real o estás en «modo alerta» todo el tiempo? Añadir pausas de 5-10 minutos de respiración, como decíamos en el capítulo anterior, o dar un paseo o caminata tranquila (sin prisas, ni auriculares, observando tu entorno) puede ayudarte a calmar tu sistema nervioso y preparar mejor el cuerpo para el descanso nocturno.
2. **Avanza tu horario poco a poco**: si ahora te vas a dormir a la una de la madrugada, no intentes pasar a las once de

golpe. Adelanta quince minutos cada pocos días para que tu ritmo circadiano se adapte.

3. **Revisa tu salud digestiva**: si tienes gases, hinchazón, molestias frecuentes, intolerancias..., es hora de que revises tu salud gastrointestinal. Una microbiota en equilibrio mejora la producción de neurotransmisores del sueño.
4. **Ajusta tu última hora de luz**: si no puedes evitar las pantallas, usa filtros de luz cálida gafas bloqueadoras o luces rojas en la habitación. El cambio de luz es una de las señales más potentes para tu cerebro.
5. **Introduce microrrituales nocturnos**: no tienen que ser largos, pero sí consistentes, ayudarán a entrenar la mente a entrar en «modo descanso».

- Dedica unos minutos a una actividad tranquila: lectura, estiramientos suaves, escribir tres cosas positivas del día...
- Prepara tu **infusión relajante** una hora antes de ir a la cama.
    - Valeriana: ayuda a calmar la ansiedad y facilita conciliar el sueño. Especialmente útil en casos de insomnio nervioso.
    - Tila: recomendada cuando la mente está demasiado activa; suaviza el nerviosismo y aporta sensación de calma.
    - Melisa: combina efecto relajante con alivio digestivo, ideal si las molestias estomacales dificultan dormir.
    - Lavanda en infusión: relajante, de sabor y aroma muy agradables, refuerza el descanso nocturno.
- Pon en marcha el difusor con aceites esenciales en tu habitación mientras te relajas. Aunque hay muchos otros, te dejo los cuatro que más uso en estos casos:
    - Lavanda: muy conocida por su efecto calmante y ansiolítico; mejora la calidad del sueño.

- Mandarina: aceite suave y cítrico, perfecto para quienes buscan relajación sin un efecto demasiado intenso.
- Petitgrain: ayuda a equilibrar emociones y reduce la tensión nerviosa.
- Salvia: relajante y armonizante, favorece la calma mental y la claridad antes de dormir.

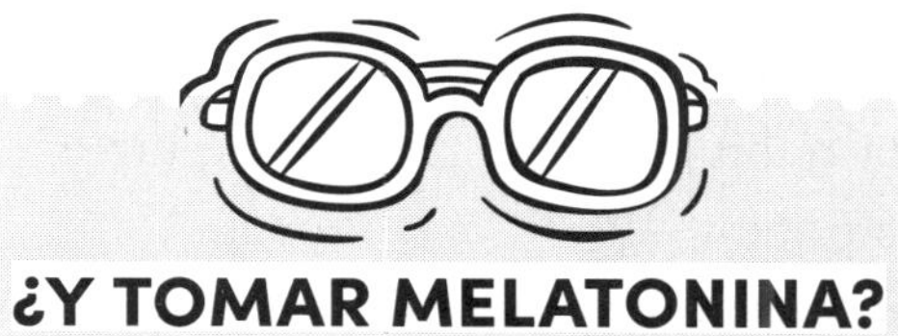

¿Y TOMAR MELATONINA?

La melatonina, como ya hemos visto, es una hormona natural que regula nuestro ritmo circadiano, es decir, nuestro «reloj interno». En forma de suplemento, especialmente de **liberación lenta**, puede ser muy útil cuando tu dificultad es **principalmente conciliar el sueño**. Se recomienda tomarla **entre 30 y 60 minutos antes de acostarse**, en dosis bajas (normalmente entre 0,5 y 2 mg, aunque depende del producto y la persona).

No genera dependencia y puede ayudarte a sincronizar tu sueño, sobre todo en casos de insomnio, jet lag o cambios de turno. Sin embargo, no debes conformarte con tomar melatonina de por vida; su verdadero valor está en **apoyarte mientras trabajas la raíz del problema**.

9

EL PODER DEL EJERCICIO FÍSICO PARA TU SALUD

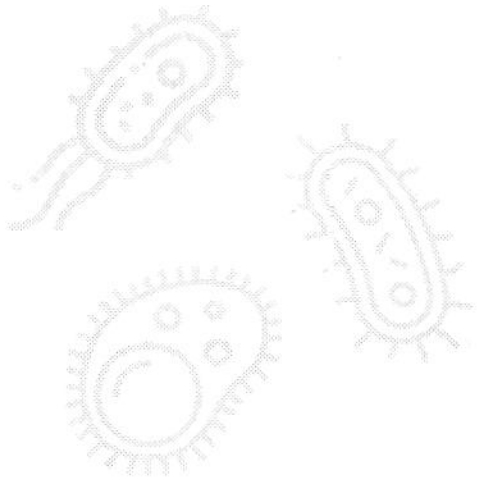

El movimiento es a la vida lo que el agua y la luz son a una planta: sin él, simplemente, no hay vitalidad. Pretender estar sanos mientras nos pasamos el día entero entre sofá, silla de oficina y coche es como esperar que una rosa florezca en un armario oscuro. Vamos, que no va a suceder.

Sé que muchas personas que me conocen no se lo creerían, pero yo de pequeña no era muy fan del deporte. Por mi altura jugué al baloncesto un tiempo, pero prefería quedarme sentada en el banquillo antes que saltar a la pista (sí, esa era yo, imagínate). Nunca había sentido esa pasión ni quizá había tenido a nadie a mi alrededor que me la contagiase, hasta que a los dieciocho años (no me preguntes por qué) empecé a probar diferentes deportes y a cogerle el gustillo, y así hasta hoy. He pasado por épocas de mucho ejercicio aeróbico intenso, horas y horas de gimnasio y preparaciones para carreras de larga distancia, que me agotaban más que «cargarme», y otras, como ahora, en las que escucho a mi cuerpo y pruebo actividades que me aporten vitalidad y no extenuación. Lo que sí tengo claro es que mi organismo, a todos los niveles, funciona con actividad física sí o sí. Cuando estás bajo de energía, sin encontrarte bien..., entras en un círculo vicioso en donde el deporte muchas veces no tiene cabida.

Por eso siempre creo que si comienzas a hacer deporte debe ser de manera progresiva. En mi caso también fue así. Empecé probando: primero gimnasio, luego le cogí el gusto al trekking de montaña, luego yoga, spinning, running…, y en cada disciplina descubrí algo diferente de mí. No fue de un día para otro, sino un proceso progresivo, en el que aumentaba la intensidad conforme mi cuerpo iba respondiendo y fortaleciéndose. Y lo más bonito de todo es que el cambio no fue solo físico, sino que mi estado de ánimo se transformó.

Entendí que el ejercicio no es un castigo, sino una forma de cuidarme, de conectar conmigo misma y de recordar que cada día puedo sentirme un poco más fuerte, por dentro y por fuera.

Y es que el ejercicio físico va más allá de conseguir un culo firme o unos abdominales marcados (como muchos venden). Mantenernos activos regularmente tiene efectos que superan a numerosos productos farmacéuticos y suplementos. Es un **pilar esencial para la salud y un potente modulador de la inflamación:** mejora la circulación, fortalece músculos y huesos, favorece la oxigenación de los tejidos, regula la respuesta inmune, reduce el riesgo de enfermedades como la diabetes tipo 2 o incluso el cáncer; vamos, un auténtico seguro de vida. Y, encima, te regala endorfinas (esas moléculas que te ponen de buen humor sin coste adicional).

Ahora bien, tampoco se trata de pasarse al otro extremo y convertir el ejercicio en un castigo o en una lista de «palizas obligatorias» (como me pasó a mí hace unos años); **de hecho,**

necesitamos respetar los tiempos de descanso, cuidar el sueño y permitir que el cuerpo se recupere.

El punto de equilibrio está en moverse cada día, aunque sea de maneras pequeñas y sencillas: elegir las escaleras en lugar del ascensor, bajarse un par de paradas antes del metro y llegar caminando, sacar a pasear al perro un rato más o poner música y bailar en el salón sin preocuparte de si alguien te ve. Incluso, si eres de los que trabajan sentado todo el día, realizar microdescansos aunque sea para hacer algún estiramiento o ir varias veces a por agua es muy recomendable. Esos gestos cuentan, y mucho más de lo que solemos creer.

Y, claro, junto a ese movimiento diario, merece la pena incluir **un par de sesiones de fuerza a la semana**. No hablo de levantar pesas como si fueras a competir, sino de mantener vivo y activo tu músculo. Porque mantener un músculo sano es mantener vida, es sostener tu energía, proteger tus huesos y articulaciones, regular mejor tu metabolismo y, en definitiva, alargar tu longevidad con calidad.

Y ojo, **todo esto no sustituye la guía de un profesional**. Si llevas mucho tiempo sin moverte o tienes alguna patología, un buen consejo es contar con un entrenador o algún profesional especializado en este campo, aunque sea al principio. No solo te enseñará a evitar lesiones y a adaptar el ejercicio a tus necesidades, sino que además te ayudará a ganar confianza, a crear hábitos y a que el deporte no se convierta en otra carga más.

Lo que te dejo aquí no son rutinas cerradas ni un programa de entrenamiento, ni mucho menos, sino **ideas sencillas y reales para empezar a moverte poco a poco**, con sentido común. El objetivo no es que te apuntes a una carrera de obstáculos (al menos por ahora, ¡quién sabe!), sino que reconciliarte con el movimiento te resulte posible y amable. Porque, seamos sinceros, cuando venimos de etapas de cansancio, falta de ánimo o malestar digestivo, lo último que apetece es que nos impongan rutinas de gimnasio militar. Soy de las que creen que incorporar este hábito lleva tiempo, y forzar al cuerpo solo genera más rechazo.

Para hacerlo más fácil (y con un toque de humor), te propongo tres perfiles de ejemplo: tres formas diferentes de entender el movimiento y cómo podrían empezar estos personajes, paso a paso, durante una semana.

1. EL DEL SOFÁ INFINITO: MOVIMIENTO CERO, GANAS MENOS UNO

Este tiene una relación pésima con el ejercicio. Lo asocia con obligación, esfuerzo y agujetas, pero su cuerpo lleva tiempo pidiéndole que se mueva: le duele la espalda, duerme mal y se siente sin energía. Aquí **el objetivo no es «hacer deporte»**, sino simplemente moverse un poco más que ayer.

Su primera semana podría ser así:

- **Lunes:** 10 minutos de estiramientos suaves al levantarse o cuando sienta que lo necesita (cuello, hombros, espalda). Con un poquito de música de fondo que acompañe este momento de tranquilidad.
- **Martes:** salir a caminar 10-15 minutos después de comer o antes de cenar, o en el momento

del día en que sienta más energía. Si puede, sin móvil.

- **Miércoles:** subir y bajar escaleras un par de plantas. Si vive en un edificio alto, usar el ascensor hasta la mitad.
- **Jueves:** repetir los estiramientos del lunes, añadiendo caminata de 10 minutos.
- **Viernes:** 15 minutos de paseo. Mientras tanto puede quedar con alguien o escuchar su pódcast favorito.
- **Sábado:** bailar en casa tres canciones seguidas (bien sean moviditas o lentas; aquí lo que buscamos es que su cuerpo se active, se divierta y reconecte con el placer de moverse sin presión).
- **Domingo:** paseo más largo, 20 minutos en un lugar agradable.

La idea es **crear un vínculo positivo** con el movimiento, sin forzar ni juzgar. Que su cuerpo empiece a recordar lo bien que se siente al activarse, y su mente, que esto no va de castigos, sino de bienestar.

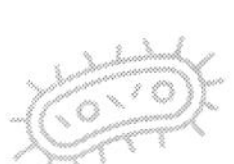
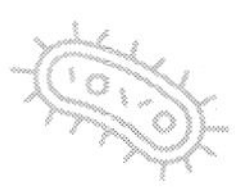
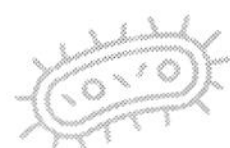

2. EL RATÓN DE OFICINA: HACE ENTRENAMIENTOS, PERO PASA EL RESTO DEL DÍA SENTADO

Es un perfil muy común también, el que entrena una o dos veces por semana, sin embargo, trabaja ocho o diez horas frente a una pantalla y su cuerpo pasa la mayor parte del día *congelado*.

Su reto no es necesariamente entrenar más, sino **moverse más durante el día**: activar su cuerpo durante el día para que el metabolismo, su digestión, la postura y la circulación no se «duerman».

Una semana tipo podría ser:

- **De lunes a viernes** se podría ir combinando:
  - Levantarse cada hora a estirarse o dar algún pequeño paseo.
  - Subir escaleras en lugar de usar el ascensor.
  - Hacer una o dos llamadas de pie o caminando.
  - Dejar el coche un par de calles más lejos o bajarse dos paradas de bus o metro antes.
- **Martes o jueves:** sustituir un día de entrenamiento intenso por movilidad o yoga suave.
- **Sábado:** paseo largo o actividad al aire libre como caminar por la montaña, montar en bici, nadar..., algo que le saque del gimnasio y lo conecte con el entorno.
- **Domingo:** descanso activo (estiramientos, ordenar la casa con música...).

Los entrenamientos son importantes, sí, pero no compensan diez horas sentado. **El movimiento diario, aunque sea mínimo, tiene más impacto global que una sola hora intensa de ejercicio.**

3. ¡A TODO GAS!: EL QUE YA SE MUEVE (Y MUCHO), PERO NECESITA EQUILIBRIO

Este perfil es para quien siempre está activo y solo para para dormir: le gusta correr, caminar, nadar, hacer pilates, CrossFit, bailar..., cualquier forma de movimiento le da energía y motivación. Su reto no sería meter más movimiento, sino **aprender a escuchar sus límites**: no sobreentrenar, respetar los días de menor energía y permitir que el descanso sea parte del entrenamiento, sin culpa.

Su foco semanal podría ser alternar días de mayor intensidad con sesiones que impliquen cardio, fuerza o actividades que requieran más energía con días suaves, centrados en estiramientos, respiración, paseos tranquilos o movimientos más conscientes. La clave está en **respetar los ritmos del cuerpo**, entendiendo que la energía y las ganas varían, y que **llevar el cuerpo al extremo puede acabar convirtiendo el ejercicio en obligación y agotamiento**, en lugar de placer y vitalidad.

En este perfil, el mensaje principal —ser activo— es maravilloso, pero **la actividad física cobra todo su sentido cuando se combina con descanso y escucha del propio cuerpo.**

Aprender a equilibrar esfuerzo y recuperación es lo que permite disfrutar del movimiento a largo plazo, sin presión ni culpa.

¿Ves? Cada persona es un mundo, y estos tres perfiles son solo ejemplos de cómo podemos empezar a movernos de manera consciente y equilibrada. Habría muchísimos más, porque cada cuerpo, cada energía y cada momento de la vida es diferente. Lo importante es adaptar estas ideas a tu situación, escuchar tus necesidades y crear tu propio ritmo de movimiento sin compararte con nadie más.

No necesitas fórmulas mágicas, entrenamientos imposibles o seguir al pie de la letra lo que ves en Instagram. Se trata de ser constante, de escuchar lo que tu cuerpo te pide y de elegir aquello que disfrutes, porque solo lo que disfrutas se mantiene en el tiempo. El cuerpo humano está diseñado para moverse, no para pasar horas y horas encadenado a una silla, y cuando recordamos y aplicamos esa gran verdad, todo empieza a encajar: la digestión mejora, vamos con más facilidad al baño, la energía sube, las emociones se equilibran, el sueño se vuelve más reparador e incluso la mente se aclara. Es como si el movimiento fuera ese «botón de reset» que nos recoloca por dentro y por fuera.

Por eso, al final, el ejercicio físico no es solo salud para el cuerpo. El ejercicio es calma para la mente, es gasolina para las emociones y es esa chispa que nos recuerda que estamos vivos.

Porque somos, literalmente, energía en movimiento.

10 MENÚS Y RECETAS

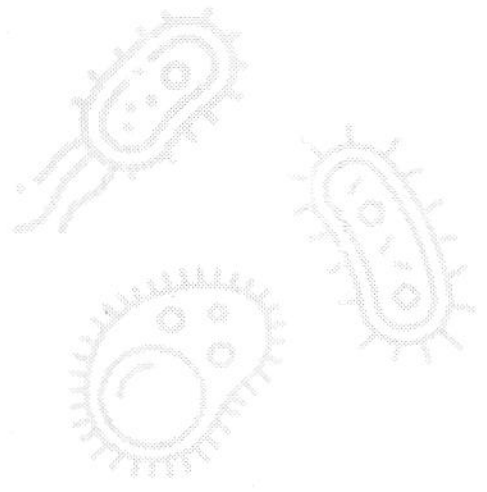

Cuando hablamos de recetas antiinflamatorias, es importante que entendamos un matiz: la cantidad de compuestos antiinflamatorios presentes en los alimentos, bebidas o infusiones no es muy alta. Es decir, un plato con cúrcuma o una infusión de jengibre no van a «curar» una inflamación activa por sí solos. Para lograr efectos terapéuticos concretos muchas veces es necesaria la suplementación, ya que en ella se concentran las dosis en niveles más elevados y medibles.

Pero cuidado, esto no significa que la suplementación sea la solución única ni la primera opción. Los suplementos son un apoyo puntual y estratégico. **La alimentación sigue siendo la base diaria que «marca el terreno», nutre nuestras células, modula la microbiota, aporta antioxidantes naturales y crea un entorno menos inflamatorio** en el que los suplementos, cuando son necesarios, pueden actuar mejor.

En otras palabras:

- Los alimentos son el cuidado constante y preventivo.
- Los suplementos son la herramienta puntual y concentrada cuando se necesita un empujón extra.

Este capítulo no está pensado para sustituir un tratamiento ni para dar fórmulas mágicas, sino para mostrarte cómo desde tu cocina puedes construir un entorno más antiinflamatorio cada día.

Porque lo que repites, lo que comes y bebes a diario, tiene un poder acumulativo enorme sobre tu cuerpo y tu salud.

SOBRE LOS MENÚS DE ESTE CAPÍTULO

He preparado tres menús diferentes con el objetivo de ofrecerte ideas variadas y flexibles:

- Dos de ellos son flexitarianos, pensados para consumir tanto proteínas animales como vegetales de forma equilibrada y saludable.
- El tercero es vegetariano (ovolactovegetariano, es decir, que incluye huevos y lácteos), con sugerencias fáciles para adaptarlo a versión vegana si prefieres evitar alimentos animales.

Obviamente, he querido darte diferentes propuestas cada día, para inspirarte y ayudarte a salir de la rutina sin agobios. Encontrarás recetas con elaboraciones más rápidas y otras con preparaciones algo más largas, panes caseros diferentes, salsas o combinaciones distintas. No se trata de seguirlo al pie de la letra, sino de ofrecerte ideas variadas para que pruebes, adaptes y construyas tu propio menú según tu realidad, tus gustos y el tiempo del que dispongas.

¿CUÁNDO METO LA FRUTA?

Una duda muy habitual es cuándo tomar la fruta. En los menús verás que la he incluido sobre todo en el desayuno, pero faltaría añadir más a lo largo del día. Puedes incorporarla en tus platos principales (por ejemplo, en ensaladas con manzana, granada o higos), o tomarla antes o después de las comidas, según cómo te siente mejor.

Y si lo prefieres, también puedes disfrutarla como snack entre comidas, especialmente si sientes hambre o necesitas algo fresco y ligero. Lo importante no es tanto el momento exacto, sino escuchar a tu cuerpo y mantener el hábito de comer fruta a diario.

La idea es que sientas tranquilidad y libertad. Este contenido y los recursos que comparto son guías y ejemplos para que te inspires, no reglas rígidas. Puedes adaptar cada receta, combinar ingredientes a tu gusto, ajustar las porciones según tus necesidades y, por supuesto, ¡repetir platos durante la semana! Así, poco a poco, irás construyendo un estilo de alimentación antiinflamatorio diario, disfrutable y sostenible.

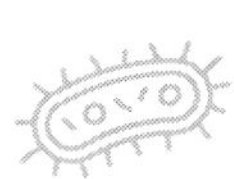
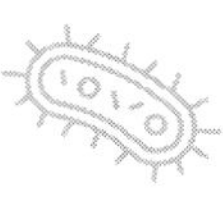
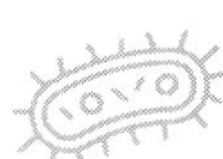

OTOÑO - INVIERNO

	Lunes	Martes	Miércoles
Desayuno	**Pudin de chía de coco y cacao (p. 263)**	Creps/tortitas de trigo sarraceno y plátano con yogur de cabra, kiwi y avellanas tostadas	Piña con canela **Pan de trigo sarraceno fermentado (p. 276)** con tomate, jamón ibérico y rúcula
Comida	Puré de patata y coliflor Merluza al horno con limón y tomillo	Mix de hojas verdes con germinados de brócoli y aceitunas Dhal de lentejas rojas	**Salmón al horno con brócoli y puré de boniato (p. 259)**
Cena	Revuelto de huevos con champiñones y gambas Tostada de trigo sarraceno con aguacate	Pechugas de pollo con trigo sarraceno y judías verdes	**Caldo de huesos (p. 250)** con fideos de arroz, verduras y miso Tortilla francesa con jamón ibérico y queso de cabra

MENÚ 1

Jueves	Viernes	Sábado	Domingo
Porridge cremoso de pera (p. 260)	Naranja Tostadas de **pan de quinoa y lino (p. 277)** con queso fresco de cabra y pavo casero (o >90 % carne)	Yogur de coco con moras y frambuesas Tostadas de pan de espelta 100 % con salmón ahumado y rúcula	Batido de frutos rojos y chía **Bizcocho de manzana con crema de cacao y avellanas (p. 272)**
Conejo guisado con zanahoria, cebolla morada, setas y especias (laurel y tomillo) acompañado de quinoa salteada	Curri de garbanzos con kale y acelgas	Parrillada de verduras (calabacín, berenjena y espárragos verdes) Filetes de pavo a la plancha con salsa de tamari y patata	Endivias rellenas de granada, aguacate y tomate picado. Hamburguesas de ternera acompañadas de pasta integral de espelta/ trigo sarraceno
Alcachofas con salsa de menta y orégano (p. 269) Sardinas con patatas al horno	Espinacas baby con chucrut y aguacate Huevos rellenos de caballa y mayonesa casera	Lomos de bacalao al horno con col lombarda salteada y puré de hinojo y manzana	Caldo de huesos con verduras y huevos poché Ensalada de escarola y remolacha asada

PRIMAVERA - VERANO

	Lunes	Martes	Miércoles
Desayuno	Melocotón Tostadas con aguacate, tomate, rúcula y anchoas	Pudin de chía con yogur de cabra, **granola casera (p. 271)** y plátano	Payaya Revuelto de huevos con champiñones, tomate picadito y aguacate
Comida	**Coliflor asada con pimentón dulce y especias (p. 267)** Salmón al horno con minipatatas asadas	Ensalada de quinoa con garbanzos, espinacas frescas, tomate cherry, pepino y rabanitos	**Crema fría de patata y puerro (p. 252)** Filete de ternera a la plancha con ensalada de escarola y pepino
Cena	Hamburguesas de pollo con ensalada de hojas y pimientos verdes asados	Crema fría de calabacín y albahaca Bacalao al horno con tomate asado y aceitunas negras	**Hummus de calabaza (p. 266)** con crudités (pepino, zanahoria, apio) y ***crackers* de semillas (p. 274)**

Jueves	Viernes	Sábado	Domingo
Batido de bebida de coco, mango y espinacas baby Porridge de avena frío con fresas, chía y nueces	Macedonia de kiwi, frambuesas y arándanos **Pan de trigo sarraceno con revuelto de huevos y ghee (p. 265)**	Kéfir de oveja con albaricoques, almendras y proteína en polvo	Melón **Tostadas de pan de lino con aguacate y sardinitas en aceite de oliva (p. 264)**
Gazpacho de sandía Ensalada de pollo, trigo sarraceno, aguacate con aliño de cilantro y jengibre fresco	Carpaccio de calabacín y queso feta Lubina al horno con patata	Pepino laminado con aliño de tahini Ensaladilla rusa (guisantes, patata, judías verdes, zanahoria, aceitunas) con atún/caballa y huevo duro	Guiso de lentejas con verduras (brócoli, puerro y espinacas) con arroz integral Tomate laminado con fresas
Escarola con quinoa, aguacate y pomelo Huevos revueltos con gambas y espárragos verdes	Puré templado de coliflor **Albóndigas de pavo y manzana con salsa de curri y coco (p. 254)**	Paté de berenjena (baba ganoush) con crudités de zanahoria y apio Sepia a la plancha con ajo negro y perejil	Judías verdes salteadas con jamón ibérico Tortilla de patata y cebolla

VEGETARIANO

	Lunes	Martes	Miércoles
Desayuno	Porridge de avena y lino con bebida vegetal, pera en dados, canela, semillas de calabaza y nueces	Yogur de cabra con frutos rojos y **granola casera (p. 271)** **Opción VEG:** yogur de coco	Papaya Revuelto de huevos con champiñones, tomate picadito y aguacate **Opción VEG:** revuelto de tofu con cúrcuma
Comida	Lentejas estofadas con verduras (zanahoria, apio, cebolla) y especias Ensalada verde de germinados, aguacate y aceite de lino	Croquetas de mijo y verduras (zanahoria, calabacín, cebolla) Ensalada de canónigos, rúcula y pepino con aliño de tahini	Curri de garbanzos y coliflor con arroz basmati integral y cilantro fresco
Cena	Revuelto de setas y espinacas con huevos Ensalada templada de coliflor al vapor con AOVE y limón **Opción VEG:** revuelto de tofu y pimentón dulce	**Crema de calabaza y zanahoria con cúrcuma y jengibre (p. 261)** Hamburguesa vegetal de tofu acompañado de chucrut	**Espaguetis con tempeh, alcachofas y kale (p. 256)**

MENÚ 3

Jueves	Viernes	Sábado	Domingo
Tortitas de avena y plátano con kéfir de oveja y **mermelada de arándanos y chía (p. 270)** **Opción VEG:** yogur de coco o compota de manzana	Macedonia de granada y arándanos Tostada/s de trigo sarraceno, aguacate y huevo duro **Opción VEG:** hummus	Compota de pera, canela y nueces Pan de espelta 100 % con queso fresco de cabra y rúcula **Opción VEG:** untable de anacardos	Zumo verde de manzana Pudin de chía con yogur de coco, plátano y coco rallado
Ensalada templada de quinoa, brócoli, zanahoria, calabaza asada y queso feta **Opción VEG:** tofu marinado	Guiso de alubias blancas con verduras de temporada y laurel Ensalada de col lombarda con semillas de sésamo	Revuelto de guisantes, setas y huevo con cúrcuma, pimienta negra y cebollino fresco **Opción VEG:** revuelto de tofu	Trigo sarraceno con garbanzos, espinacas y brócoli Tomate laminado con aliño de tahini.
Pisto de verduras con huevos poché y pan integral tostado **Opción VEG:** tempeh a la plancha	**Wok de tofu, verduras y fideos de arroz en salsa de ajo y perejil (p. 257)**	Hummus de remolacha con crudités (pepino, zanahoria, apio) y *crackers* de semillas	**Arroz integral con setas shiitake y espárragos verdes (p. 251)** Croquetas de tempeh

CALDO DE HUESOS

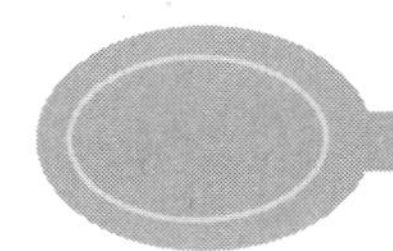

Ingredientes

- 750-1.500 g de huesos de ternera y/o pollo (mejores huesos: rodilla, tuétano, carcasa de pollo, trozo de ternera...)
- verduras (las que tengas y te gusten); ejemplos: apio, repollo, zanahoria, nabo, cebolla, puerro...
- 2 cdas. de vinagre de manzana sin filtrar
- 1 diente de ajo
- 2 o 3 l de agua filtrada
- hierbas aromáticas a elegir: tomillo, romero, perejil...
- 1 trocito de jengibre fresco (opcional)
- un poco de alga kombu (opcional)

Elaboración

1. Coloca todos los ingredientes en el agua fría y lleva a ebullición.
2. Baja la llama y cocina tapado a fuego mínimo. Si es en olla lenta o crockpot, 14-16 horas, y si es en olla normal, entre 1,5-2 horas.
3. Apaga el fuego, deja enfriar y retira la capita de grasa que se haya podido solidificar (es una capa amarillenta más o menos sólida que se forma en la parte superior y diferente al colágeno que se forma debajo). Puede que lo veas con más claridad una vez enfriado en la nevera.
4. Usa o guarda en frascos de vidrio en la nevera o congélalo.

No te quedes solo con la sopa, puedes utilizarlo también como base para guisos o estofados o como una bebida caliente reconfortante cuando te apetezca. También es una alternativa ideal como reconstituyente después de practicar actividad física intensa. Puedes refrigerar el caldo de huesos durante 4 o 5 días; si no, te recomiendo congelarlo.

ARROZ INTEGRAL CON SETAS SHIITAKE Y ESPÁRRAGOS VERDES

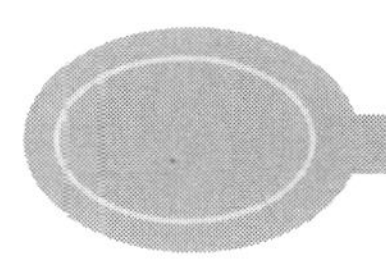

Ingredientes

- 120 g de arroz integral
- 200 g de setas shiitake
- 100 g de espárragos verdes (puedes usar congelados si te viene mejor)
- ½ cebolla mediana
- 1 diente de ajo
- agua o caldo (del que tengas)
- aceite de oliva virgen extra (AOVE)
- sal marina, pimienta, tomillo y 2 hojas de laurel

Elaboración

1. Limpia con abundante agua el arroz o, si lo prefieres, puedes dejarlo en remojo unas horas (o toda la noche). Después aclara, limpia y escurre.
2. Calienta un poco de AOVE en una cazuela. Corta el ajo en láminas, añádelo a la cazuela y rehoga hasta que se dore un poquito. Agrega el arroz y remueve.
3. Añade agua caliente (el doble que de arroz), una pizca de sal y el laurel. Deja cocinar a fuego medio durante unos 20 minutos, removiendo de vez en cuando.

4. Mientras, corta la cebolla y dórala en una sartén con un poco de AOVE. Corta los espárragos. Cuando la cebolla esté transparente, añádelos y remueve.
5. Por último, añade las setas previamente cortadas y lavadas, echa la sal, la pimienta y el tomillo al gusto, y remueve todo junto hasta que quede blandito y dorado.
6. Para finalizar, añade el arroz a la sartén con las verduras, mezcla bien todo junto y ¡listo para chuparse los dedos!

Una vez leí algo que me encantó: «Los hongos (setas, champiñones...) son los alquimistas del bosque: transforman lo que muere en vida nueva, tienen gran poder». En su interior guardan betaglucanos (fibra prebiótica) que actúan como «entrenadores» del sistema inmunitario y además alimentan a nuestra microbiota, esas bacterias buenas que cuidan de todo nuestro organismo.

Entre ellos, la seta shiitake es toda una maestra. En la cultura asiática se considera un símbolo de longevidad, y no es algo casual. Su compuesto más característico, el lentinano, se ha estudiado por su capacidad para fortalecer las defensas y mejorar la respuesta del organismo al estrés.

CREMA FRÍA DE PATATA Y PUERRO

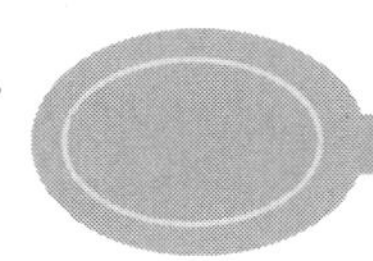

Ingredientes

- 3 puerros (solo la parte blanca)
- 2 patatas
- 600 ml de caldo de pollo, de verduras o agua

- aceite de oliva virgen extra (AOVE)
- 100 ml de nata «normal» o nata vegetal de avena (dependiendo de tus preferencias y tolerancia)
- sal marina y pimienta al gusto
- 1 cdta. de miso sin pasteurizar (en esta receta te quedará mejor el miso blanco)

Elaboración

1. Primero, lava y corta el puerro (la parte verde no la incluiremos, pero no la tires: puedes usarla para hacer caldo, por ejemplo).
2. Lo mismo con las patatas y luego córtalas en rodajas.
3. Ahora, en una cazuela con un poquito de AOVE, rehoga ligeramente el puerro. Añade las patatas y el caldo (es importante que las verduras queden bien cubiertas con el caldo; si hace falta, añade un poco más) y cocina durante 15 minutos (con la tapadera para que no se evapore mucho el caldo).
4. Cuando las verduras estén listas, tritúralas. Puedes triturar todo el conjunto o reservar una parte del caldo para que quede más espesa.
5. Una vez triturada la verdura, añade la nata vegetal y el miso, y sigue triturando para que se integre bien.
6. Espera a que se temple un poco y guarda la crema en la nevera durante un mínimo de 2 horas para consumir fresquita.

Consejos

- En la receta sugiero comerla fría, pero por supuesto que puedes tomarla también caliente.

- Puedes acompañar o «adornar» la crema con picatostes tostaditos, cebollino fresco, almendras laminadas, semillas (calabaza, sésamo...), virutas de jamón serrano... ¡Estas son solo algunas opciones!
- Prepara más cantidad, en nevera te aguanta 3 o 4 días; si no, puedes congelarla.
- El miso, me encanta echarlo en las cremas y caldos; además de su efecto prebiótico, del que ya te he hablado en la parte de la alimentación, aporta un sabor muy especial.

ALBÓNDIGAS DE PAVO Y MANZANA CON SALSA DE CURRI Y COCO

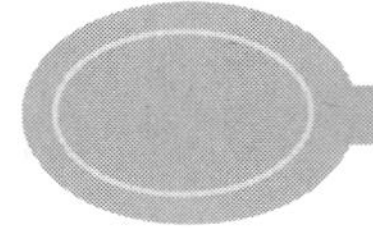

Ingredientes

Para las albóndigas

- 500 g de carne picada de pavo
- 2 manzanas golden
- 1-2 cdas. de copos de avena triturados para dar consistencia a la masa
- 1 puerro
- perejil picado
- 1 huevo
- sal marina al gusto

Para la salsa

- 1 cebolla grande
- alrededor de 300 ml de leche de coco (de lata)
- 1 vaso de caldo de pollo o de huesos o verduras, o agua

- curri en polvo
- aceite de oliva virgen extra (AOVE)
- sal marina y pimienta al gusto

Elaboración

1. Ralla la manzana y pica el puerro y el perejil.
2. Mezcla lo anterior, el huevo y la sal con la carne picada hasta que quede bien integrado y consigas una masa homogénea que te permita dar forma a las albóndigas.
3. Pon AOVE en la sartén y con el fuego medio marca las albóndigas, es decir, que se hagan por fuera quedando bien doraditas; por dentro ya se terminarán de hacer con la salsa.
4. Una vez marcadas, retira de la sartén.
5. Para preparar la salsa, picamos la cebolla y la doramos en la misma sartén de las albóndigas con un poquito más de AOVE.
6. Añade una cucharadita de curri en polvo, la sal y la pimienta. Remueve bien y echa la leche de coco y el caldo.
7. Remueve poco a poco y deja cocinar a fuego medio para que vaya reduciendo y adquiera más cremosidad.
8. Cuando la notes más cremosa, añade las albóndigas durante 5-10 minutos a fuego bajo.
9. Apaga el fuego y ¡listas para servir!

Consejos

- Puedes acompañarlo con un arroz basmati y pasas, por ejemplo. La mezcla de sabores ¡será brutal!

ESPAGUETIS CON TEMPEH, ALCACHOFAS Y KALE

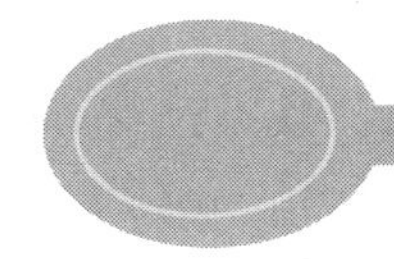

Ingredientes

- 200 g de tempeh de garbanzos
- 200 g de alcachofas ya limpias sin hojas
- 1 cebolla mediana
- ralladura de ½ limón
- 180 g de espaguetis de trigo sarraceno (puedes elegirlos de otro tipo)
- 3-4 hojas grandes de kale
- pesto casero: 3 cdas. de AOVE, 1 puñado pequeño de albahaca fresca (o perejil si no tienes), ½ diente de ajo blanco o negro muy picado, 1 cda. de piñones o nueces troceadas y una pizca de sal
- aceite de oliva virgen extra (AOVE), sal marina y pimienta negra al gusto

Elaboración

1. Cuece la pasta en abundante agua con una pizca de sal. Escurre y reserva.
2. Corta el tempeh en cubos o tiras y saltéalo en una sartén con un chorrito de AOVE hasta que quede dorado y crujiente. Retira y reserva.
3. En la misma sartén, añade un poco más de AOVE. Pica la cebolla y dórala a fuego medio hasta que esté tierna y transparente.
4. Trocea las alcachofas, incorpóralas y cocina unos minutos. Corta la kale en tiras, añádela y saltea hasta que se ablande ligeramente.

5. Agrega el tempeh dorado junto con el pesto y un poco del agua para ayudar a integrar los sabores y crear una salsa ligera.
6. Añade los espaguetis cocidos, mezcla bien y ajusta de sal, pimienta y ralladura de limón al gusto.
   Puedes añadir un toque de levadura nutricional o queso parmesano rallado (si consumes lácteos) justo antes de servir para darle un punto más cremoso.

WOK DE TOFU, VERDURAS Y FIDEOS DE ARROZ CON SALSA DE AJO Y PEREJIL

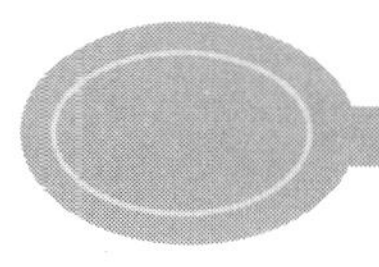

Ingredientes

- 200 g de tofu firme
- 120 g de fideos de arroz
- 1 zanahoria grande
- ½ calabacín
- ½ pimiento rojo
- 1 taza de brócoli en ramitas pequeñas
- 1 cda. de salsa tamari
- 1 cda. de aceite de oliva virgen extra (AOVE)
- zumo de ½ limón o lima
- sal marina y pimienta al gusto
- semillas de sésamo tostadas (para decorar)

Para la salsa de ajo y perejil

- 20 g de perejil fresco
- 1 diente de ajo

- 3 cdas. de aceite de oliva virgen extra (AOVE)
- 1 cda. de agua o zumo de limón
- una pizca de sal marina

Elaboración

1. Corta el tofu en cubos y sécalo bien con papel de cocina. Dora los cubos en una sartén o wok con una cucharadita de AOVE hasta que estén crujientes por fuera. Reserva.
2. Para las verduras, corta la zanahoria y el calabacín en tiras finas (tipo juliana), el pimiento en bastones, y separa las ramitas de brócoli.
3. En el mismo wok, añade una cucharada de AOVE, saltea el pimiento y la zanahoria durante 2-3 minutos. Luego incorpora el brócoli y el calabacín, removiendo constantemente. Las verduras deben quedar al dente y mantener color y textura.
4. Cuece los fideos de arroz (normalmente unos 4-5 minutos). Escurre y pásalos por agua fría para que no se peguen.
5. Para la salsa, tritura el perejil, el ajo, el AOVE, el agua (o zumo de limón) y la pizca de sal hasta obtener una salsa verde ligera y aromática.
6. Combina todo; añade el tofu dorado y los fideos al wok junto con la salsa de ajo y perejil. Agrega la salsa de tamari y un chorrito de zumo de limón. Salpimienta al gusto. Mezcla bien a fuego medio para que se integren los sabores.
7. Sirve y decora con semillas de sésamo tostadas y un toque extra de perejil picado.

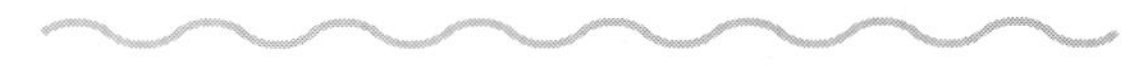

SALMÓN AL HORNO CON BRÓCOLI Y PURÉ DE BONIATO

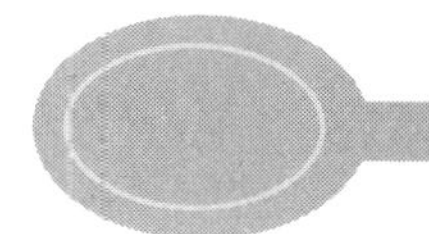

Ingredientes

- 2 lomos de salmón salvaje
- 1 brócoli mediano
- 1 boniato grande
- ½ cebolla grande
- aceite de oliva virgen extra (AOVE)
- zumo de ½ limón
- romero fresco o eneldo, sal marina y pimienta

Elaboración

1. Precalienta el horno a 190 °C. Aprovecharemos el horno para hacer el puré de boniato y el salmón a la vez.
2. Para el puré de boniato: pela el boniato y córtalo en trozos medianos para que se cocine de forma uniforme. Puedes hervirlo en una olla, o también asarlo en el horno (así cogerá un saborcillo distinto y más sabroso). Hornéalo durante 15-20 minutos.
3. Corta la cebolla en juliana. En otra bandeja, disponla junto con el salmón, y añade AOVE, sal, pimienta, un chorrito de zumo de limón y las hierbas frescas al gusto. Hornea durante 20 minutos o hasta que creas que ya está hecho.
4. Paralelamente, mientras el boniato, el salmón y la cebolla se están haciendo en el horno, separa el brócoli en ramilletes y lávalo bien. Cocínalo al vapor durante 4-5 minutos, justo hasta que esté tierno pero conserve un toque crujiente.

5. Pasado el tiempo, sacamos el boniato y lo aplastamos con un tenedor si prefieres una textura más rústica, o usamos un pasapurés para que quede más fino. Añade una cucharada de aceite de oliva, sal y pimienta al gusto. Mezcla bien hasta obtener un puré suave y cremoso. Mantenlo caliente hasta el momento de emplatar.
6. Sirve una base de puré de boniato, coloca encima o al lado el lomo de salmón, la cebolla y acompaña con el brócoli.
7. Por último, rocía el brócoli con la salsita del horno (los jugos del salmón y la cebolla asada). Ese toque le da sabor y aprovecha al máximo todos los nutrientes.

PORRIDGE CREMOSO DE PERA

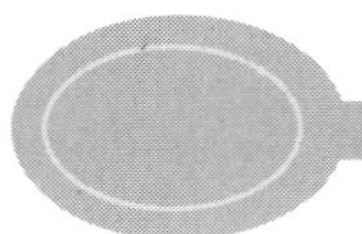

Ingredientes

- 1 pera
- 250 ml de bebida de coco (la cantidad dependerá de qué textura prefieras)
- 4 cdas. de copos de avena finos
- 1 trozo de corteza de limón
- 2 clavos de olor
- 1 cdta. de tahini tostado
- 1 rama de canela o 1/2 cdta. de canela en polvo
- *topping*: puedes echar frutos secos o frutita cortada, semillas, mermelada de fruta casera, cacao puro…

Elaboración

Para la compota

1. Pela, descorazona y corta a daditos la pera.
2. Cuece la pera a fuego mínimo con un pequeño chorrito de agua durante 15-20 minutos con la canela y la corteza de limón. Tapa.

Para el porridge

1. Hierve la bebida de coco, junto con los copos de avena y el tahini, durante 10 minutos a fuego muy lento. Te recomiendo ir removiendo para que no se pegue.
2. Cuando tengamos una papilla algo grumosa, apagamos el fuego y dejamos reposar 1 minuto.
3. Si se ha quedado seco, añadir un poco más de bebida de coco, hasta obtener la consistencia y cremosidad deseada.
4. Añadimos la compota de pera y los *toppings* que queramos (frutos secos, coco rallado

   Dependiendo de la cantidad de proteína que consumas el resto del día, si ves que no llegas al mínimo puedes añadir al porridge proteína en polvo (opcional).

CREMA DE CALABAZA Y ZANAHORIA CON CÚRCUMA Y JENGIBRE

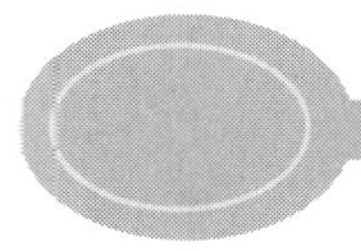

Ingredientes

- 500 g de calabaza
- 2 zanahorias grandes
- 1 puerro

- 1 cebolla pequeña
- 1 cm de jengibre fresco rallado
- 1 cdta. de cúrcuma en polvo
- 400 ml de caldo vegetal o agua
- 2 cdas. de aceite de oliva virgen extra (AOVE)
- sal marina y pimienta negra al gusto

Elaboración

1. Pela las verduras, trocéalas y reserva.
2. En una olla, echa una cucharadita de AOVE y sofríe la cebolla, que antes habrás picado lo más fina posible.
3. Añade el resto de las verduras, el jengibre y el AOVE, y cubre con el caldo vegetal o agua.
4. Una vez que empiece a hervir baja un poco el fuego y deja que se cocine durante 20-25 minutos hasta que las verduras estén tiernas.
5. Retira del fuego y añade la sal, la pimienta y la cúrcuma, y bate todo. Si crees que te sobra líquido o si te gusta con una textura más cremosa, retira previamente.

Este plato es una **bomba de betacarotenos**, precursores de la vitamina A, fundamentales para la salud de la piel, la vista y el sistema inmunitario. La combinación con cúrcuma y jengibre no solo realza el sabor, sino que potencia su efecto antioxidante y antiinflamatorio natural, especialmente si se añade un poco de aceite de oliva o pimienta negra, que mejoran la absorción de la curcumina.

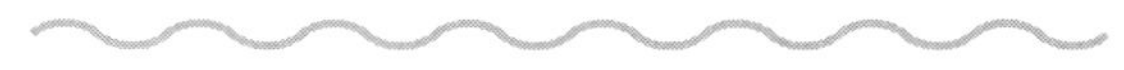

PUDIN DE CHÍA DE COCO Y CACAO

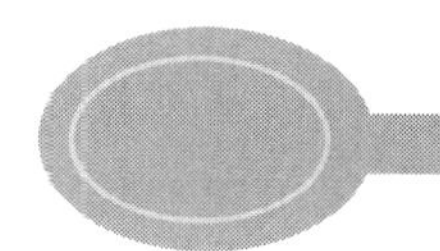

Ingredientes

Para el pudin

- 2 cdas. de semillas de chía
- 400 ml de la «leche» o bebida que quieras, o agua o kéfir/yogur si prefieres algo más espeso
- ½ cdta. de esencia de vainilla (opcional)
- ½ cdta. de canela de Ceilán en polvo

Para el topping

- ½ mango maduro, cortado en cubos
- un puñado de frambuesas frescas o congeladas
- 1 cda. de coco rallado
- 1 cda. de nibs de cacao (o cacao en polvo o trocitos de chocolate de más del 85 por ciento de cacao)

Elaboración

1. En un vaso o tarro, mezcla el yogur, las semillas de chía, la canela y la vainilla, y deja reposar toda la noche en la nevera (al menos un par de horas si tienes prisa). Las semillas absorberán el líquido y formarán una textura cremosa tipo pudin.
2. Una vez cuajado, añade por encima los trocitos de mango y las frambuesas.
3. Espolvorea el coco rallado y los nibs de cacao para darle un toque crujiente y un contraste de sabor delicioso.

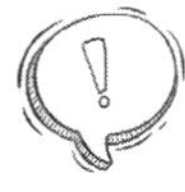

El pudin de chía es una opción muy versátil con un sinfín de combinaciones posibles. Además, es una manera genial y cómoda de consumir estas semillas ricas en fibra, antioxidantes, ácidos grasos y minerales. Puedes combinarlo también con:

- Compota de fruta variada
- Granola casera (te dejo la receta en la página 271)
- Frutos secos tostaditos
- Proteína en polvo
- Porridge de avena

TOSTADAS DE PAN DE LINO CON AGUACATE Y SARDINITAS EN ACEITE DE OLIVA

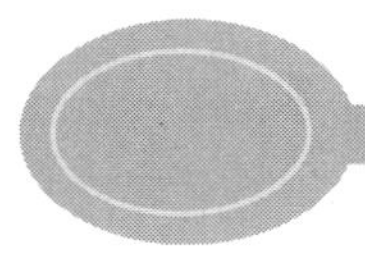

Ingredientes para un pan de molde

Para un pan de molde

- 4 huevos
- 150 g de semillas de lino
- 5 g de levadura para hornear
- una pizca de sal marina

Para el *topping*

- ½ aguacate maduro
- ½ cdta. de cúrcuma en polvo
- unas gotas de limón
- 2-3 sardinitas en aceite de oliva (escurridas)
- brotes de rabanito o germinados de alfalfa

Elaboración

1. Precalienta el horno a 180 °C con calor arriba y abajo.
2. Muele las semillas de lino hasta que obtangas una harina fina.

3. En un bol, mezcla los huevos, la harina de lino, la levadura y la sal hasta que esté todo bien integrado.
4. Vierte la mezcla en un molde engrasado o con papel de horno y hornea unos 30 minutos.
5. Deja enfriar antes de cortar en rebanadas.
6. Para el *topping*: machaca el aguacate con la cúrcuma, el limón y un poco de sal.
7. Tuesta dos rebanadas de pan de lino, unta con la crema de aguacate y coloca encima las sardinitas.
8. Termina con brotes frescos.

PAN DE TRIGO SARRACENO CON REVUELTO DE HUEVOS Y GHEE

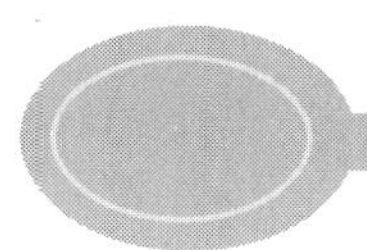

Ingredientes

- 2 tostadas de pan de trigo sarraceno
- 2 huevos eco
- 1 cda. de ghee
- ¼ de aguacate
- germinados de alfalfa o brócoli (¡o los que tengas!)
- sal marina y pimienta al gusto

Elaboración

1. Derrite el ghee en una sartén a fuego bajo.
2. Cuando empiece a estar caliente, bate los huevos y añádelos a la sartén junto con la sal y la pimienta, y con una espátula remueve hasta que estén al punto que te guste.

3. Unta aguacate en ambas tostadas, pon el revuelto y por encima adorna con un poquito de germinados o brotes. Añade un chorrito de AOVE y una pizca de sal. Complementa el plato con un poco de fruta y una infusión, té verde o café.

HUMMUS DE CALABAZA

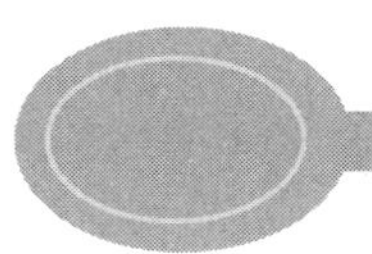

Ingredientes

- 300 g de calabaza asada
- 150 g de garbanzos cocidos y escurridos
- 2 cdas. de tahini
- 3 cdas. de aceite de oliva virgen extra (AOVE)
- 1 cdta. de comino en polvo
- zumo de 1 limón
- sal marina y pimienta
- 1 diente de ajo o ajo negro
- perejil fresco (para decorar)

Elaboración

1. Pon todos los ingredientes (menos el perejil) en un procesador de alimentos o en una batidora. Tritura y reserva.
2. Añade un poquito de agua si te gusta más cremoso y bate hasta que quede todo bien mezclado y homogéneo.
3. Deja reposar de 30 minutos a 1 hora y sirve.
4. Puedes agregarle un chorrito de AOVE y perejil bien troceado.

Consejos

- El hummus es una base maravillosa para experimentar con distintos sabores y colores. Si te apetece variar, puedes sustituir la calabaza por otros ingredientes como remolacha cocida (para darle un toque dulce), calabacín (más ligero y fresco), aguacate (para una textura más cremosa y suave) o incluso aceitunas negras (para una versión más intensa y salada).

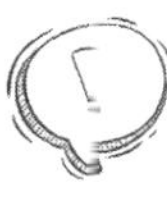

Acompáñalo con lo que más te apetezca: *crackers* caseras, pan tostado o crudités (zanahoria, pepino, apio, pimiento, rabanitos...). Es una opción versátil y nutritiva, perfecta como aperitivo, snack o para añadir color a tus platos.

COLIFLOR ASADA CON PIMENTÓN DULCE Y ESPECIAS

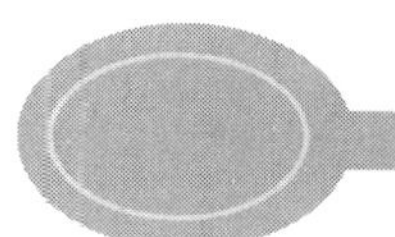

Ingredientes

- ½ coliflor mediana (aprox. 300-350 g), separada en ramilletes
- 30 ml de aceite de oliva virgen extra (AOVE)
- ½ cdta. de pimentón dulce
- ½ cdta. de cúrcuma en polvo
- ½ cdta. de comino en polvo
- ½ cdta. de ajo en polvo
- zumo de limón (opcional)
- sal marina, pimienta negra al gusto

Elaboración

1. Precalienta el horno a 180 °C y prepara una bandeja grande forrada con papel de horno.
2. Lava la coliflor y corta los ramilletes con un tamaño similar para que se cocinen de manera uniforme. (No tires el tronco ni las hojas, puedes aprovecharlos para hacer un caldo o un puré).
3. En un bol pequeño, mezcla el AOVE, el pimentón dulce, la cúrcuma, el comino y el ajo en polvo. Añade un poco de sal y pimienta. Mezcla bien.
4. Coloca los ramilletes de coliflor en un bol grande, añade la mezcla anterior para que todos los trozos queden ligeramente cubiertos e impregnados.
5. Pon la coliflor en la bandeja del horno y hornea durante 25-30 minutos, removiendo a mitad de cocción, hasta que estén dorados, tiernos por dentro y ligeramente crujientes por fuera.
6. Tras sacar del horno, rocía un poco de zumo de limón por encima si quieres un toque fresco.

Consejos

- Puedes acompañarlo también con una salsa de yogur y eneldo, con yogur vegetal o un aliño de tahini. ¡Queda espectacular!
- Puedes también añadir un puñado de nueces tostadas o almendras laminadas al final para darle un toque crujiente extra.
- Si quieres intensificar el sabor ahumado, prueba a usar pimentón ahumado en lugar del dulce.

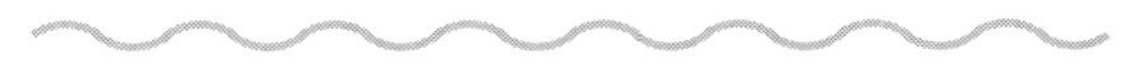

ALCACHOFAS CON SALSA DE MENTA Y ORÉGANO

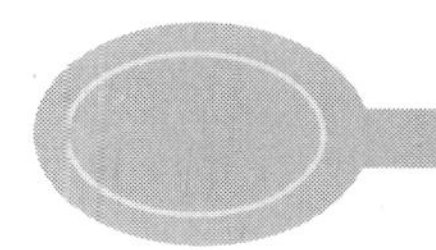

Ingredientes

- 8 alcachofas
- 4 cdas. de aceite de oliva virgen extra (AOVE)
- 1 ramillete de hojas de menta fresca
- zumo de ½ limón
- 1 guindilla de cayena (opcional)
- una pizca de sal y pimienta negra
- ½ cdta. de orégano fresco o seco

Elaboración

1. Desechamos algunas de las hojas exteriores de las alcachofas y las cortamos en cuatro trozos cada una.
2. Precalentamos la sartén a fuego medio. Untamos las alcachofas ligeramente en AOVE y las salpimentamos. Cocinamos las alcachofas 10 minutos por cada lado.
3. Picamos la menta y el orégano (en caso de que sea fresco) y lo mezclamos con el zumo de limón, algunos trozos de cayena y un chorrito de AOVE.
4. Servimos y distribuimos la mezcla por encima de las alcachofas con ayuda de una cuchara.

MERMELADA DE ARÁNDANOS Y CHÍA

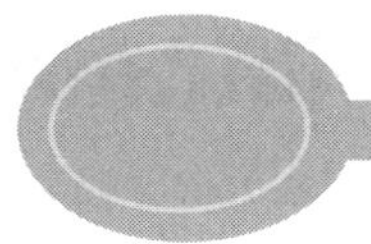

Ingredientes

- 2 cdas. de chía
- 200 g de arándanos (pueden ser congelados o frescos)
- 1 cda. de zumo de limón

Elaboración

1. Si los arándanos no son ecológicos, déjalos en remojo en agua con un chorrito de vinagre de manzana durante 15-30 minutos. Limpia y escurre.
2. En un cazo pon los arándanos con la cucharada de limón y cocina durante 15-20 minutos a fuego lento. Ve removiendo hasta que estén bien blanditos.
3. Puedes triturarlos o aplastarlos con un tenedor (me gusta que queden trocitos para que la mermelada sea más espesa).
4. Añade la chía y mezcla bien.
5. Pasa la mezcla a un tarro de cristal y deja que se enfríe antes de meterla en la nevera.

Consejos

- Te dura hasta una semana en la nevera.
- Puedes combinar los arándanos con otra fruta como frambuesas o fresas, o probar a hacer la mermelada con otras frutas diferentes. ¡Guíate por la temporada y por tus gustos!
- ¡Ah! Y puedes consumirla:
    - Untada en tostadas/*crackers*/creps con queso fresco.
    - Con yogur y granola o frutos secos.
    - Como ingrediente para aliños en ensaladas o carnes.

GRANOLA CASERA

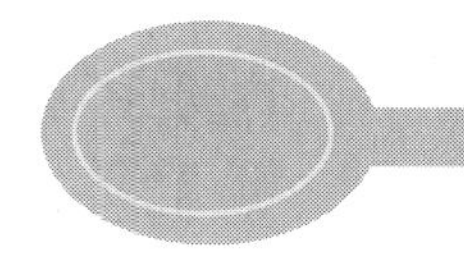

Ingredientes

- 150 g de copos de avena o trigo sarraceno
- 3 cdas. de crema de frutos secos o semillas (tahini, avellanas...)
- 30 g de pasta de dátil
- 100 g de frutos secos (nueces, coco, avellanas, pasas...)
- 2 cdas. de aceite de coco derretido
- 1 cda. de extracto de vainilla

Elaboración

1. Junta todos los ingredientes.
2. Remueve lentamente para que se impregne todo y quede bien mezclado.
3. Pasa a una bandeja de horno o freidora de aire.
    - Horno: 170 °C durante 20-25 minutos moviendo con la espátula cada 10 minutos.
    - Freidora de aire: 180 °C durante 15 minutos moviendo cada 5 minutos.
4. Deja enfriar y pasa a un tarro de vidrio para usar cuando más te apetezca.

BIZCOCHO DE MANZANA CON CREMA DE CACAO Y AVELLANAS

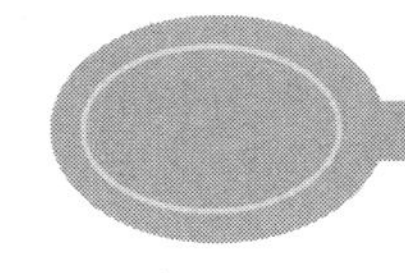

Para el bizcocho

Ingredientes

- 60 g de harina de almendra
- 10 g de harina de trigo sarraceno
- 1 manzana
- 1 plátano pequeño (mejor maduro)
- 2 huevos medianos
- 25 g de aceite de oliva virgen extra (AOVE)
- 1 cda. grandecita de psyllium en cáscara (aunque es opcional, lo recomiendo en casos de harinas sin gluten para aportar más textura, pues hace que el bizcocho quede más jugoso y compacto)
- 1 cda. de polvo para hornear
- 1 cdta. de canela en polvo
- 4-5 nueces

Elaboración

1. Precalienta el horno a 180 °C mientras vas preparando la masa.
2. Mezcla en un bol grande todos los ingredientes secos hasta que estén bien integrados.
3. Tritura los huevos, el plátano y el aceite de oliva.
4. Mézclalo todo. Pica las nueces y la manzana y añádelo.
5. Remueve poco a poco hasta conseguir que todo esté bien integrado.
6. Vierte la masa en un molde engrasado. Hornea 40 min a 180 °C.

Para la crema de cacao y avellanas

Ingredientes

- 200 g de avellanas tostadas
- 3 cdas. de cacao en polvo sin azúcares añadidos o 70 g de chocolate con un 90-92 por ciento de cacao
- 2-3 cdas. de pasta de dátiles (opcional, según tu gusto de dulzor)
- 1 cdta. de aceite de coco (para deshacer el chocolate si es la opción que has elegido)
- 100 ml de bebida vegetal de almendra o avena (solo si lo haces en una batidora)

Elaboración

1. Tritura las avellanas tostadas en un procesador potente hasta obtener una pasta cremosa. Ve parando de vez en cuando el procesador y bajando lo que se quede por los lados, para que al final todo esté bien mezclado y triturado.
2. Añade el cacao en polvo o el chocolate (si has decidido usar chocolate, derrítelo previamente con la cucharadita de aceite de coco en el microondas o al baño maría).
3. Incorpora la pasta de dátiles (opcional) y sigue triturando hasta que todo quede bien integrado.
4. Si tu batidora no es muy potente como para convertir las avellanas en una crema, añade 100 ml de bebida vegetal (o más si lo necesitas, y siempre dependiendo del grado de cremosidad que prefieras) para ayudar a conseguir la textura cremosa.

PANES Y *CRACKERS*

El pan es mucho más que alimento; es cultura, es hábito, es ese *crunchy* que acompaña un desayuno, una comida o una charla. Te lo confieso, yo también he sido muy panera, y cuanto más crujiente, mejor.

No se trata de desterrar el pan de tu alimentación, sino de equilibrar y valorar tu situación, aprendiendo a disfrutarlo de otra manera. Muchas veces descubrimos que, al probar nuevos alimentos, no lo necesitamos tanto como pensábamos. La idea es abrir la puerta a otras opciones más nutritivas, que te aporten variedad y que, además, sean fáciles de incluir en tu día a día.

Por ejemplo, reservar el pan para el desayuno cuando realmente te apetezca, usar unas *crackers* para acompañar un hummus o tener una alternativa saludable como snack. El objetivo no es prohibir, sino que amplíes tu repertorio con otras opciones de calidad que quizá no te habías planteado nunca y que, además, cuiden tu digestión y tu energía.

CRACKERS DE SEMILLAS

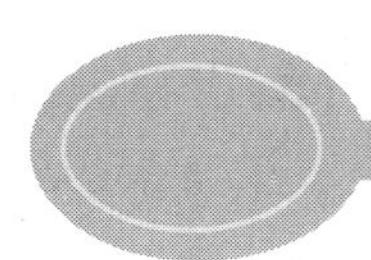

Ingredientes

- 120 g de copos de trigo sarraceno (puedes usar copos de avena finos)
- 110 g de pipas de calabaza
- 50 g de pipas de girasol
- 60 g de semillas de sésamo crudo

- 3 cdas. (18 g) de psyllium en cáscara
- 15 ml de aceite de oliva (AOVE)
- 1 cdta. (3 g) de sal marina
- 180 ml de agua
- otras especias que te apetezcan (opcional): orégano, romero, ajo deshidratado, cúrcuma, etc.

Elaboración

1. Mezcla en un bol con una cuchara todos los ingredientes menos el aceite y el agua. Una vez que todos estén bien integrados, añade el aceite y continúa mezclando.
2. Añade después el agua, mezcla de nuevo y deja reposar 10 minutos.
3. Coloca la masa sobre papel de horno. Coloca otro trozo de papel de horno encima de la masa y, con la ayuda de un rodillo o un tarro de cristal, extiéndela hasta lograr un enorme *cracker* con un grosor aproximado de 5 mm. Retira con cuidado el papel de encima.
4. Precaliente el horno a 175 °C y hornea durante 15-20 minutos. Saca la bandeja del horno y dale la vuelta al *cracker* gigante. No pasa nada si se rompe, porque después lo romperás del todo.
5. Hornea por el otro lado, unos 15-20 minutos más. Estate pendiente para que no se te queme el *cracker*, ya que cada horno es un mundo.
6. Saca la bandeja del horno y deja enfriar.
7. Trocea con las manos en *crackers* del tamaño que quieras.

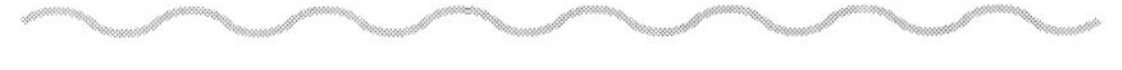

PAN DE TRIGO SARRACENO FERMENTADO

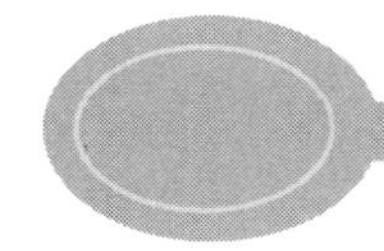

Ingredientes

- 600 g de trigo sarraceno en grano
- 125 ml de agua filtrada (la cantidad será un poco a ojo porque también dependerá del tiempo que dejes escurrir el grano después de la hidratación)
- 2 cdas. de psyllium en cáscara
- 1 cda. de sal marina
- harina de trigo sarraceno (para espolvorear

Elaboración

1. Primero lava y escurre bien el trigo sarraceno.
2. Una vez escurrido ponlo en un bol medio-grande y cúbrelo bien de agua. Déjalo toda la noche en remojo.
3. Por la mañana, escurre el trigo sarraceno (de este paso dependerá mucho la cantidad de agua que tengas que echar después) y ponlo en una batidora o en un procesador. Echa el agua y la sal.
4. Tritura y, si ves que cuesta mucho, puedes agregarle un poquito más de agua (hasta 200 ml como máximo). También dependerá de la potencia de la máquina.
5. Vierte el resultado de nuevo en el bol y añade el psyllium (yo lo echo al batir). Con una espátula mezcla bien hasta que quede todo integrado.
6. Cubre el bol con un paño de cocina limpio y deja fermentar 24 horas (si es invierno). En verano sería suficiente con 12 horas. En este caso concreto, dejo la masa 14 horas y ya sube bastante.

7. Cuando ya haya pasado el tiempo de fermentación, enciende el horno a 175 °C. Pon en la bandeja un papel vegetal y espolvorea un poquito con harina de trigo sarraceno. Coloca la masa en la bandeja manteniendo la forma. Si es necesario, puedes moldearlo un poco con las manos.
8. Espolvorea algo de harina sobre la masa y hazle 2 cortes para facilitar la cocción.
9. Hornea entre 75 y 90 minutos a 175 °C, dependiendo del horno.
10. Deja enfriar sobre una rejilla.

PAN DE QUINOA Y LINO

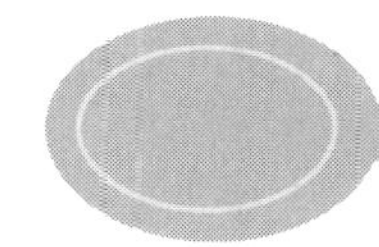

Ingredientes

- 350 g de quinoa
- 60 g de semillas de lino
- 120 g de agua (para la masa)
- 150 g de agua (para hidratar las semillas de lino)
- 1 cdta. de bicarbonato
- 2 cdtas. de cúrcuma en polvo
- sal marina y pimienta al gusto
- zumo de ½ limón
- 60 g de aceite de oliva virgen extra (AOVE)

Elaboración

1. Pon la quinoa en un bol con agua y déjala en remojo toda la noche, después aclara y lava bien. Si no te ha dado tiem-

po a dejarla por la noche, primero lávala bajo el grifo hasta que el agua salga transparente y después ponla en remojo con la misma cantidad de agua pero caliente y durante 15-20 minutos.

2. Mientras tanto, coloca las semillas de lino y los 150 g de agua en una batidora y tritura hasta obtener una pasta homogénea.
3. Escurre bien la quinoa hidratada y añádela a la mezcla de la pasta de lino. Añádele los 120 g de agua restantes, el AOVE, la cúrcuma, la sal, la pimienta, el bicarbonato y el zumo de limón.
4. Tritura todo junto sin que la masa quede líquida. Es mejor dejar trocitos de quinoa y conseguir una masa más espesa.
5. Echa la masa en un molde rectangular (puedes añadir semillas de girasol o de calabaza por encima si te apetece, es opcional).
6. Precalienta el horno a 180 °C y hornea durante aproximadamente 1 hora. El tiempo puede variar dependiendo del horno, por lo que te recomiendo ir comprobando con un palillo o cuchillo si la masa está cocida por dentro.
7. Retira y deja enfriar bien encima de una rejilla.
8. Guárdalo en la nevera, aunque a mí también me gusta cortarlo en rebanadas y congelar. Solo tendrás que coger la rebanada del congelador y ponerlo directamente en la tostadora.

INFUSIONES

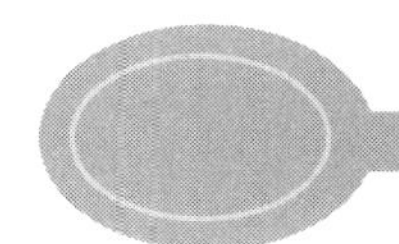

Amo las plantas medicinales y creo firmemente que la naturaleza tiene un poder increíble que muchas veces desaprovechamos. Hay numerosas hierbas, flores y raíces con propiedades sorprendentes, muchas de ellas antiinflamatorias y beneficiosas para nuestra salud. Sin embargo, como siempre digo, por muy naturales que sean, no son inocuas: algunas pueden interactuar con medicación o no estar indicadas en determinadas patologías o dolencias, así que, por favor, pide consejo siempre a un profesional especializado antes de aventurarte a tomar infusiones o concentrados.

Por eso, es importante conocer este tipo de plantas, usarlas con respeto y de manera informada. A continuación te presento tres infusiones generales, fáciles de preparar, que puedes incorporar a tu rutina diaria.

Elaboración general

1. En un cazo hierve 200 ml de agua por taza.
2. Apaga el fuego y añade 1 cucharadita de la mezcla por taza.
3. Tapa y deja reposar (infusionar) durante 5-10 minutos.
4. Cuela y sirve en una taza.
5. Puedes endulzar ligeramente con miel o añadir unas gotas de limón al gusto.

Infusión digestiva y calmante

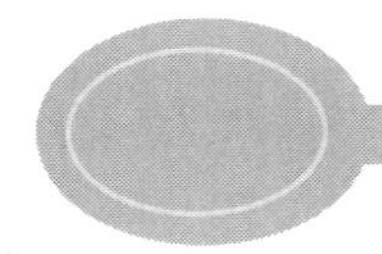

Ingredientes

- 1 parte de manzanilla
- ½ parte de regaliz
- ½ parte de anís verde
- ½ parte de hinojo
- 1 parte de menta

Ideal después de comidas copiosas o cuando sientas tensión en el estómago. Se podría decir que la manzanilla es la gran salvadora de cualquier molestia digestiva; de hecho, para mí suele ser la base de cualquier infusión, y a partir de ahí voy añadiendo.

Infusión para el sistema inmune

Ingredientes

- 1 parte de equinácea
- 1 parte de saúco
- ½ parte de jengibre
- ½ parte de limón (cáscara seca o natural si no tienes)

Perfecta en épocas de cambio de estación o cuando notas las defensas algo bajas. Puedes añadir miel cruda o un chorrito de limón fresco al servir para un aporte de vitamina C.

Infusión para resfriados y vías respiratorias

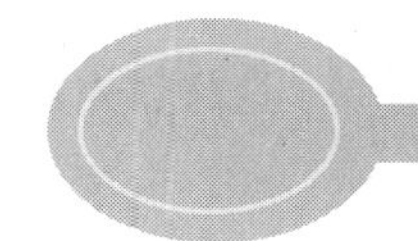

Ingredientes

- 1 parte de tomillo
- 1 parte de menta piperita
- ½ parte de malva
- unas hojas de eucalipto al gusto
- 1 cucharadita por taza (opcional, al final) de miel cruda

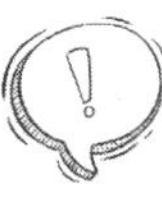

Esta infusión ayuda a calmar la garganta y despejar las vías respiratorias. Tómala bien caliente y respira el vapor antes de beber.

Té «antiinflamatorio»

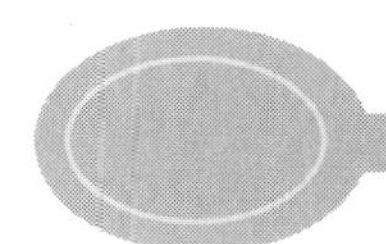

Ingredientes

- 1 cdta. de té verde
- zumo de 1/2 limón
- 1/2 cdta. de cúrcuma en polvo o 1 trocito de cúrcuma fresca
- una pizca de pimienta negra

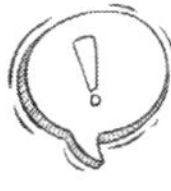

El té verde es una de las bebidas más ricas en antioxidantes, especialmente en catequinas, unas moléculas que ayudan a neutralizar los radicales libres, reduciendo la inflamación y protegiendo las células frente al envejecimiento prematuro.

Cuando se combina con vitamina C, como la que aporta el limón fresco, su poder se multiplica, pues esta vitamina mejora la absorción y estabilidad de las catequinas, lo que evita que se degraden con el calor o el tiempo.

Infusión depurativa o digestiva ligera

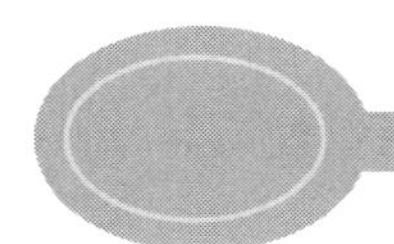

Ingredientes (puedes mezclar o usar por separado)

- ½ parte de boldo
- ½ parte de cardo mariano
- ½ parte de alcachofera
- ½ parte de menta o hierba luisa (para suavizar el sabor)

Ideal tras excesos alimentarios o para apoyar las funciones del hígado y la digestión. Se puede tomar una taza tibia a media mañana o después de comer.

Agradecimientos

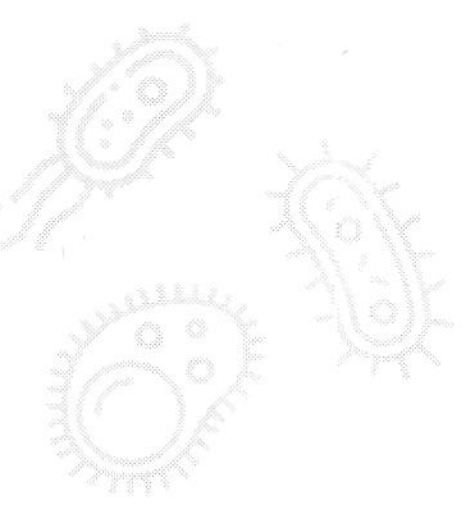

A Yago, mi compañero de vida, gracias por ser mi hogar, por sostenerme incluso cuando no sé bien hacia dónde voy y por hacerme sentir que juntos siempre encontramos la manera.

A mi hijo, Pol, que da sentido a todo. Gracias por recordarme cada día lo que realmente importa en la vida.

A mi madre y a mi hermano, por creer en mí sin condiciones incluso cuando yo dudaba.

A ti, papa, que desde allí arriba te sigo oyendo decir: «¡Venga, valiente!». Esa frase tuya sigue siendo mi brújula cuando dudo.

A mis amigos, y a tantas personas que, sin que lo sepan, me inspiran, me animan y me empujan a ser mejor. A quienes aparecen en el momento justo con una palabra, un gesto o una sonrisa que hace que todo cobre sentido.

Y a todo el equipo de Penguin, en especial a mis editoras: gracias por acompañar este proceso con tanto respeto, cariño y profesionalidad.

Gracias, de corazón, a todos los que de una u otra manera hacéis posible que estas palabras lleguen a existir.

Gracias, gracias, gracias.

Bibliografía

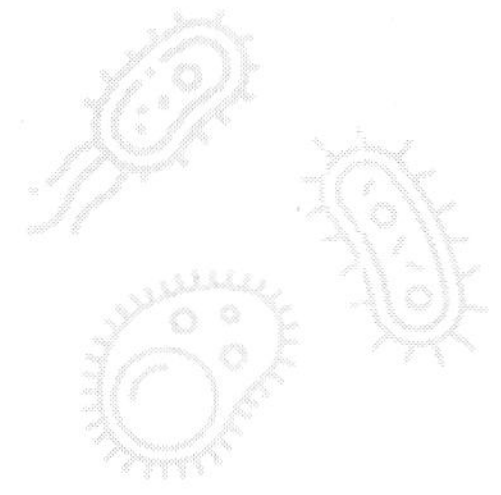

Ban, J. O., *et al.*, «Anti-inflammatory and arthritic effects of thiacremonone, a novel sulfur compound isolated from garlic via inhibition of NF-kappaB», *Arthritis Research & Therapy*, 11(5), R145 (2009), doi: 10.1186/ar2819, Epub: 30 septiembre 2009, PMID: 19788760, PMCID: PMC2787296.

Bird, J. K., *et al.*, «Cardiovascular and antiobesity effects of resveratrol mediated through the gut microbiota», *Advances in Nutrition*, 8(6) (noviembre de 2017), pp. 839-849, doi: 10.3945/an.117.016568, PMID: 29141969, PMCID: PMC5682996.

Boeckxstaens, G., «The clinical importance of the anti-inflammatory vagovagal reflex», *Handbook of Clinical Neurology*, 117 (2013), pp. 119-134, doi: 10.1016/B978-0-444-53491-0.00011-0, PMID: 24095121.

Casas, R., *et al.*, «The effects of the Mediterranean diet on biomarkers of vascular wall inflammation and plaque vulnerability in subjects with high risk for cardiovascular disease. A randomized trial», *PLoS One*, 9(6), e100084 (junio de 2014), doi: 10.1371/journal.pone.0100084, PMID: 24925270, PMCID: PMC4055759.

Danesi, F. y Ferguson, L. R., «Could pomegranate juice help in the control of inflammatory diseases?», *Nutrients*, 9(9), 958 (agosto de 2017), doi: 10.3390/nu9090958, PMID: 28867799, PMCID: PMC5622718.

Ellulu, M. S., *et al.*, «Effect of long chain omega-3 polyunsaturated fatty acids on inflammation and metabolic markers in hypertensive and/or diabetic obese adults: a randomized controlled trial», *Food & Nutrition Research*, 60, 29268 (enero de 2016), doi: 10.3402/fnr.v60.29268, PMID: 26829184, PMCID: PMC4734034.

Ellulu, M., *et al.*, «Obesity and inflammation: the linking mechanism and the complications», *Archives of Medical Science*, 4 (2017), pp. 851-863, doi: 10.5114/aoms.2016.58928.

Elsayed, E. A., *et al.*, «Mushrooms: a potential natural source of anti-inflammatory compounds for medical applications», *Mediators Inflammation*, 805841 (2014), doi: 10.1155/2014/805841, Epub: 23 noviembre 2014, PMID: 25505823, PMCID: PMC4258329.

He, Y., *et al.*, «Curcumin, inflammation, and chronic diseases: how are they linked?», *Molecules*, 20(5) (mayo de 2015), pp. 9183-9213, doi: 10.3390/molecules20059183, PMID: 26007179, PMCID: PMC6272784.

Huston, J. M., «The vagus nerve and the inflammatory reflex: wandering on a new treatment paradigm for systemic inflammation and sepsis», *Surgical Infections*, 13(4) (agosto de 2012), pp. 187-193, doi: 10.1089/sur.2012.126, Epub: 22 agosto 2012, PMID: 22913335.

Jiang, Y., *et al.*, «Cruciferous vegetable intake is inversely correlated with circulating levels of proinflammatory markers in women», *Journal of the Academy of Nutrition and Dietetics*, 114(5) (mayo de 2014), pp. 700-708.e2, doi: 10.1016/j.jand.2013.12.019, Epub: 13 marzo 2014, PMID: 24630682, PMCID: PMC4063312.

Liu, Y., *et al.*, «Inflammation: The common pathway of stress-related diseases», *Frontiers in Human Neuroscience*, 11 (2017), doi: 10.3389/fnhum.2017.00316.

López-Alarcón, M., *et al.*, «Excessive refined carbohydrates and scarce micronutrients intakes increase inflammatory mediators and insulin resistance in prepubertal and pubertal obese children independently of obesity», *Mediators of Inflammation*, 849031 (2014), doi: 10.1155/2014/849031, Epub: 16 noviembre 2014, PMID: 25477716, PMCID: PMC4248360.

Mashhadi, N. S., *et al.*, «Anti-oxidative and anti-inflammatory effects of ginger in health and physical activity: review of current evidence», *International Journal of Preventive Medicine*, 4(sup. 1) (abril de 2013), S36-42, PMID: 23717767, PMCID: PMC3665023.

Molina, N., *et al.*, «Green tea polyphenols change the profile of inflammatory cytokine release from lymphocytes of obese and lean rats and protect against oxidative damage», *International Immunophar-*

macology, 28(2) (octubre de 2015), pp. 985-996, doi: 10.1016/j.intimp.2015.08.011, Epub: 20 agosto 2015, PMID: 26299975.

Ozdal, T., *et al.*, «The reciprocal interactions between polyphenols and gut microbiota and effects on bioaccessibility», *Nutrients*, 8(2) (2016), p. 78.

Scrivo, R., *et al.*, «Inflammation as "common soil" of the multifactorial diseases», *Autoimmunity Reviews*, 10(7) (2011).

Segerstrom, S. C. y Miller, G. E., «Psychological stress and the human immune system: a meta-analytic study of 30 years of inquiry», *Psychological Bulletin*, 130(4) (julio de 2004), pp. 601-630, doi: 10.1037/0033-2909.130.4.601, PMID: 15250815, PMCID: PMC1361287.

Simopoulos, A. P., «Omega-3 fatty acids in inflammation and autoimmune diseases», *Journal of the American College of Nutrition*, 21(6), (2002), pp. 495-505, doi: 10.1080/07315724.2002.10719248.

Skrovankova, S., *et al.*, «Bioactive compounds and antioxidant activity in different types of berries», *International Journal of Molecular Sciences*, 16(10) (octubre de 2015), pp. 24673-24706, doi: 10.3390/ijms161024673, PMID: 26501271, PMCID: PMC4632771.

Szeto, Y. T., *et al.*, «Effects of a long-term vegetarian diet on biomarkers of antioxidant status and cardiovascular disease risk», *Nutrition*, 20(10) (octubre de 2004), pp. 863-866, doi: 10.1016/j.nut.2004.06.006, PMID: 15474873.

Wang, H. J., *et al.*, «Alcohol, inflammation, and gut-liver-brain interactions in tissue damage and disease development», *World Journal of Gastroenterology*, 16(11) (marzo de 2010), pp. 1304-1313, doi: 10.3748/wjg.v16.i11.1304, PMID: 20238396, PMCID: PMC2842521.

Weylandt, K. H., *et al.*, «Omega-3 fatty acids and their lipid mediators: towards an understanding of resolvin and protectin formation», *Prostaglandins & Other Lipid Mediators*, 97(3-4) (marzo de 2012), pp. 73-82, doi: 10.1016/j.prostaglandins.2012.01.005, Epub: 3 febrero 2012, PMID: 22326554.